子宮筋腫は自分で治せる

快適な生理ライフを送るセルフケア

こまがた医院院長
駒形依子

ビタミン文庫　マキノ出版

はじめに

私は、2020年で産婦人科専門医になって13年になりますが、これまでに2例、「子宮筋腫《しきゆうきんしゆ》」が消えた患者さんに遭遇したことがあります。

子宮筋腫とは、子宮にできる良性の腫瘍で、いわば、筋肉のこぶです。女性ホルモンの影響で大きくなるといわれていますが、明らかな原因はわかっていません。

ですから、子宮筋腫が消えた症例を経験したときには、非常に驚きました。

当時、私はフリーランスとして医療チームに加わっていて、チームにいた後輩の医師と一緒にMRI（核磁気共鳴画像）の画像を見ながら、「うわ！　筋腫って消えることがあるんだ！」と興奮しました。

ところが、ベテランの医師の反応が薄く、「ふーん、そんなこともあるよね」という感じで、軽く流されてしまいました。

このとき、「先輩の医師たちには珍しいことではないのかな？」と思うと同時に、「でも、どうして筋腫が消えたんだろう？」という探求心が猛烈にかき立てられたのです。その答えを知るべく、私は片っ端から文献を漁り、調べまくりました（笑）。でも、当然ですが、筋腫が消えることがあるとは、西洋医学の教科書には載っていません。

そこで、東洋医学やフランスの薬草学など、西洋医学にとらわれない、さまざまな分野の資料や文献、教科書から学んで、西洋医学では原因不明とされている子宮筋腫の発生メカニズムを、自分なりに調べました。

そして行き着いたのが、**「子宮筋腫は生活習慣病の一種だ」**ということでした。

たとえば、代表的な生活習慣病である2型糖尿病は、食べすぎや運動不足が原因とされ、生活習慣を変えれば改善することができます。これと同じように、**子宮筋腫も生活習慣を変えることで、自分で治していくことができる**といえるのです。

ただし、いつ、何をどのくらいすれば完全に治るのかは、誰にもわかりません。

糖尿病の場合でも、「食事制限と運動を3カ月続けたら、確実に血糖値が下がって安定する」と、専門の医師でさえ約束はできないものです。年齢や環境、遺伝、ストレスの状態、もともとの体調など、多くの要素が関係しているからです。

子宮筋腫が大きくならないように体を立て直すために、どうしても必要になるのが**「意識改革」**と**「セルフケア」**です。

私自身、17歳から生理痛と過多月経《かたげっけい》（経血の量が異常に多い状態）に悩まされ続け、鎮痛剤を1日4回は飲まないと生活できない時期もありました。

そんな自分をなんとかしたいと考えた私は、医師として学んで経験してきた西洋医学と、医師になってから本格的に勉強した東洋医学をもとに、自分の体を使ってさまざまな方法を〝実験〟してきました。**こうして完成したセルフケアで、私は生理痛と過多月経を治せた**のです。

体を立て直せるのは医師ではなく、皆さん自身です。**「自分の病気は自分で治せる」「自分で治すしかないんだ」**ということに、気づいてほしいと思っています。

子宮筋腫は、何年もかけて腫瘍が大きくなったものなので、ちょっと生活を変えれば数カ月で消えるなんて、そんな簡単で甘いものではありません。「治す」「消す」には、数年、いや十数年単位で取り組む覚悟が必要です。

しかし、それほど長く待てるかたは、ほとんどいません。その理由の1つは、子宮筋腫が妊娠に大きく関係しているからです。

私は、子宮筋腫の患者さんに、「妊娠するつもりはありますか？」と最初に聞きます。多くのかたが「今はないけど、いずれ……」と答えるのですが、「いずれって、いつごろですか？」「パートナーはすでにいるんですか？」と、細かく状況を尋ねていきます。

なぜ質問攻めをするのかというと、**患者さんがすぐに妊娠できる状況にあるのか、どんなライフプランを描いているのかによって、治療方針が大きく変わる**からです。

仮に、患者さんが35歳でパートナーがおらず、子どもはいずれ欲しいと望んでいる場合には、妊娠率が低下する目安となる40歳までのリミットが迫っています。子宮筋腫の手術をしたら、回復を待つために1年間は妊娠できません。ですから、なるべく早めの段階で手術をしておいたほうがいい、というケースもあります。

「37歳でパートナーに巡り合って、38歳で結婚。ようやく本気で子どもをつくりたくなったので、手術を受けます」なんてプランを描いているのならば、妊活を始められるのは39歳以降になってしまいます。


また、患者さんのなかには、「インターネットには、『子宮筋腫は良性の腫瘍だから、手術しなくても大丈夫』と書いてあった」と話されるかたがいます。しかし、**年齢や発症した位置、ライフプランによって、対処すべきことは、人それぞれで違います。**

さらに、子宮筋腫だと診断されたはずが、実は悪性の「子宮肉腫《しきゅうにくしゅ》」(35ページ参照)だったというケースも、まれにあります。そのため、「良性だから大丈夫」とは、とてもいえません。

ですから、私は子宮筋腫の患者さんには、意識改革とセルフケアを続けてもらいながら、状況に応じて手術も提案しています。

ただし、手術をしたらそれで安心、というわけではありません。

ときどき、「子宮筋腫が再発した」と聞きますが、これは再発ではなく、手術の際に肉眼で確認できないほどの小さな筋腫が大きくなった、もしくは新たに子宮筋腫ができて大きくなっている状態です。

手術をしたら勝手に筋腫ができにくい体になるわけではありません。以前と変わらない生活習慣を続けていれば、再びできることも十分あり得るのです。

現代の日本語だと、病気から快復するという意味には「治」という漢字しかありません。ところが、およそ400年前に書かれた東洋医学の古典には、「瘥《さ》」と「痊《せん》」の漢字も使われていました。

この3つの漢字は、少しだけ意味が異なります。

- **「瘥（いえ）る」** 治りがけを意味し、一応よくはなったけれども、すぐに再発するかもしれない状態を表す
- **「痊（いえ）る」** 全快しさっぱりした状態を表し、再発しない可能性が高い
- **「治（なお）る」** 完全に治ることを意味し、再発はしない状態を表す

現代の「治」には、「瘥」と「痊」の意味も含まれています。実際、風邪のときに

は、鼻水や咳《せき》が止まっただけで「風邪が治った」といいますよね。ですから、**症状が消えて体力が回復し、完治に向かうすべての過程が「治る」ということ**なのです。

子宮筋腫を自分で治すことのスタートは、生理痛や過多月経がなくなるという「瘥る」であり、次の「痊る」段階を経て、「治る」というゴールに向かいます。その過程を、ご自身で丁寧に観察してください。

現在、子宮筋腫を患っていても日常生活に支障が出ていないのなら、今後はもっと大きくならない、増やさないようにするための努力をする。

子宮筋腫で手術をしたのなら、〝芽〟を摘むための努力をする。

その努力こそが、**「意識改革」**と**「セルフケア」**なのです。

本来の体の機能を生かして、自分で自分の体を治す――そのための考え方とセルフケアを、この本では紹介していきます。私が考案したセルフケアは、仕事や家事の合間など、空き時間を使って手軽にできるものばかりです。

このセルフケアは、来院した患者さんに指導するだけでなく、講演会やオンライン講座でも、多くのかたに伝えてきました。すると、**「子宮筋腫が縮小した」「生理痛や過多月経が消えた」**などのうれしい報告が多数届き、私も驚いています。

どれだけ見た目がキレイでも、どれだけ社会人や妻、母として優秀であっても、**生理痛や過多月経などを人知れず我慢している人生は、幸せなのでしょうか？　充実しているといえますか？**

今は表面だけ取り繕うことができても、来年、再来年、5年、10年後も、そんな我慢を続けたら、どこかで感情が爆発してしまうかもしれません。

ファッションや肌は、お金をかければ後でどうにかなるかもしれませんが、**子宮の状態は、お金だけでは取り戻せません。**そのため、これからの人生を考えれば、最も若い今日から、少しずつ意識改革とセルフケアに取り組む必要があります。

未来の自分のために、動き始めるのは、今なのです。

こまがた医院院長　駒形依子

はじめに……1

第1章 子宮筋腫ってどんな病気？

子宮筋腫は婦人科で最もかかりやすい病気……16
「過多月経は最高のデトックス」は大きな勘違い！……19
筋腫が1～2㎝大きくなっても落ち込む必要はない！……24
子宮筋腫の診断法と種類、特徴……27
子宮内膜症、子宮内膜・頸管ポリープ、子宮肉腫の違い……33
子宮筋腫の薬物療法、ホルモン療法、手術について……36
生理に振り回されて薬に依存するのは異常な状態！……48
手術をして終わりではない！ 体を立て直して筋腫を防ごう……52

第2章 子宮筋腫は自分で治せる！

子宮が冷える原因は足と腸とストレスにあり！……58
膣と子宮と腸の常在菌を活性化させよう……62
「酸素」「水分」「睡眠」が子宮を救う！……64
オーガニック食材よりもまずは「排出力」の強化！……70
子宮筋腫になる人は自分責めばかりしている!?……72
他人より自分を優先させることが子宮筋腫の改善への第一歩……76
「感情ノート」を記して排出力を高めよう！……82
生理痛や過多月経が消えた先に子宮筋腫の改善が待っている……86

第3章 子宮筋腫を自分で治すセルフケアのやり方

子宮筋腫を治すならまず「肺で呼吸」をしよう！……90

セルフケア① 肺呼吸ストレッチ……95
セルフケア② 骨盤ストレッチ……101
セルフケア③ 膣トレ……106
セルフケア④ 会陰マッサージ……111
セルフケア⑤ 膣マッサージ……114
セルフケア⑥ 胸鎖乳突筋はがし……118
セルフケア⑦ ゴルフボールマッサージ……122
どれぐらいセルフケアを行えばいい？ やってはいけないタイミングは？……125

第4章 子宮の不調を整える生活習慣

女性は常に脱水状態！ 電解質入りの水分を積極的にとろう……132

上手な水分補給のコツは「おいしさ」と「マグネシウム」……138
紙ナプキン、タンポン……お勧めの生理用品は？……144
蒸れと色素沈着を防ぐ〝デカパン〟を着用しよう……149
「生理だけど我慢」は異常！「生理なら休む」が大正義！……151
女医も実践！生理がグンと楽になる「経血コントロール」のススメ……158
手術をしたらもうできない？子宮筋腫とセックスについて……162

第5章 子宮筋腫を患っても元気になった体験談

体験談①
直径7㎝の筋腫が5㎝に縮小した！
右胸の下を襲う激痛が消えて生理痛とも無縁……168

体験談②
下腹部の痛みとPMS特有の頭痛が消失！
鎮痛剤が不要になり過多月経も改善した……177

体験談③
冷えと更年期障害特有のほてりが消えた！
子宮の悪性筋腫も転移せず経過は良好……184

体験談④
水分補給でデコボコ肌がツルツルに一変！
子宮筋腫を患いながら無事に出産できた……192

おわりに……200

※学会では「腟」が推奨されていますが、本書では「膣」と表記します

装丁　西垂水 敦・松山千尋（Ｋｒｒａｎ）
本文デザイン　大山真葵（ごぼうデザイン事務所）
イラスト　清水利江子
構成　森 真希

14

第1章

子宮筋腫ってどんな病気？

子宮筋腫は婦人科で最もかかりやすい病気

子宮筋腫《しきゅうきんしゅ》とは、子宮にできる良性の腫瘍で、筋肉のこぶです。がんなどの悪性腫瘍とは異なり、命に危険を及ぼしたりすることはありません。

しかし、**婦人科疾患では最も患者が多い病気**です。30歳以上の女性の20～40％、非常に小さいものまで含めると、およそ75％の女性に見られるといわれています。

実際に手術で摘出した子宮筋腫の見た目や硬さは、白いスーパーボールとよく似ています。ただし、真ん丸ではなく、楕円形だったり、ゴツゴツとしたいびつな形だったりしています。大きさもさまざまです。

そして、多くの場合は1つだけでなく、数個できています（多発子宮筋腫）。20～30個できることも、決して珍しくありません。

ちなみに私は、最大でおよそ5kgの子宮筋腫を手術で摘出したことがあります。患者さんは40代の女性でした。とてもやせているのに、臨月の妊婦さんのように、おなかだけがせり出していたのです。

手術で開腹すると、ダルマのように大きくなった子宮筋腫に、小さなヒトデのような子宮がペタッと張りついたような状態でした。「こんなに大きくなるまで放置してきたのか……」と内心、驚きました。

子宮筋腫は、女性ホルモンのエストロゲンの影響を受けるので、**生理前や妊娠中に大きくなります。**そして、妊娠中は、子宮とともに子宮筋腫も引き伸ばされるので、牛脂ぐらいの硬さになります。

受診する患者さんのなかには、本人は子宮筋腫ができていることに全く気づかず、健康診断の腹部エコー(超音波)の検査で指摘されて、存在を知るかたも少なくありません。

一方、おなかを殴られるような生理痛や、1時間で夜用の紙ナプキンから経血が漏れてしまうほどの過多月経《かたげっけい》(経血の量が異常に多い状態)などに悩まされていて、受診したら子宮筋腫が見つかった、という例もあります。

このように、同じ子宮筋腫という病気でも、症状や状態に個人差があるのは、できた場所や大きさなどが関係しています。

子宮筋腫があるから必ず生理痛や過多月経がある、というわけではありませんが、筋腫ができる場所によっては、生理に伴う不調が出やすい場合があります。

□昼間でも夜用の紙ナプキンが必要である
□夜はおむつタイプの紙ナプキンをつけないと漏れることがある
□生理2日目は、1~2時間ごとに夜用の紙ナプキンを取り替えないと不安だ
□生理のときは、直径5㎝以上の経血の塊《かたまり》が出る

これらの項目に1つでも当てはまるのならば、婦人科を受診し、腹部エコー検査を受けてください。

「過多月経は最高のデトックス」は大きな勘違い！

では、まずは生理について解説しましょう。

子宮は、子どもを産んだことがないかただとLサイズの鶏卵ぐらい、産んだことのあるかただと自分の握りこぶしぐらいの大きさです。

そして、**子宮は、主に平滑筋《へいかつきん》という筋肉でできています。**筋肉の部分は「子宮筋層」と呼ばれ、その内側は「子宮内膜《しきゅうないまく》」、外側は「漿膜《しょうまく》」という薄い膜に包まれています。

皆さんもご存じの通り、子宮は、受精卵、つまり胎児を育てる臓器です。なかでも子宮内膜は、胎児を育てるベッドの役割を果たします。

子宮内膜は、フワフワの状態で受精卵をきちんと受け止め（着床）、しっかり育てられるよう、およそ1カ月ごとに新しくつくり替えられます。この働きに関係するのが、女性ホルモンのエストロゲン（卵胞《らんぽう》ホルモン）とプロゲステロン（黄体《おうたい》ホルモン）です。

脳から卵巣《らんそう》が指令を受けて、卵巣の中の卵胞からエストロゲンが分泌されると、子宮内膜の下部にある基底層から血管が伸びていきます。こうして、上部の機能層は栄養をもらい、厚くなっていきます。

そして、卵胞が排卵した後には、黄体ができます。この黄体から分泌されるプロゲステロンの働きで、子宮内膜の機能層は1～2㎝ほどに厚くなり、フワフワの状態に保たれて、受精卵を待ちます。

子宮内膜がフワフワの状態のときに受精卵が着床しなければ、血液中のエストロゲンとプロゲステロンの分泌は急激に減ってしまいます。

そのために、フワフワになった子宮内膜の機能層が維持されなくなり、中を通っていた血管が切れてしまいます。こうして、**血液とともに、不要になった機能層がはがれ落ち、子宮の外に排出されるのが、生理**です。

生理については、実は大人の女性でも理解していないかたが多いのが実情です。「子宮に溜まった古い血液が膣《ちつ》から排出される」「生理は最高のデトックス」などといわれていることもあり、過多月経は、むしろいいことだと思っているかたもいるようです。

子宮の構造と断面図

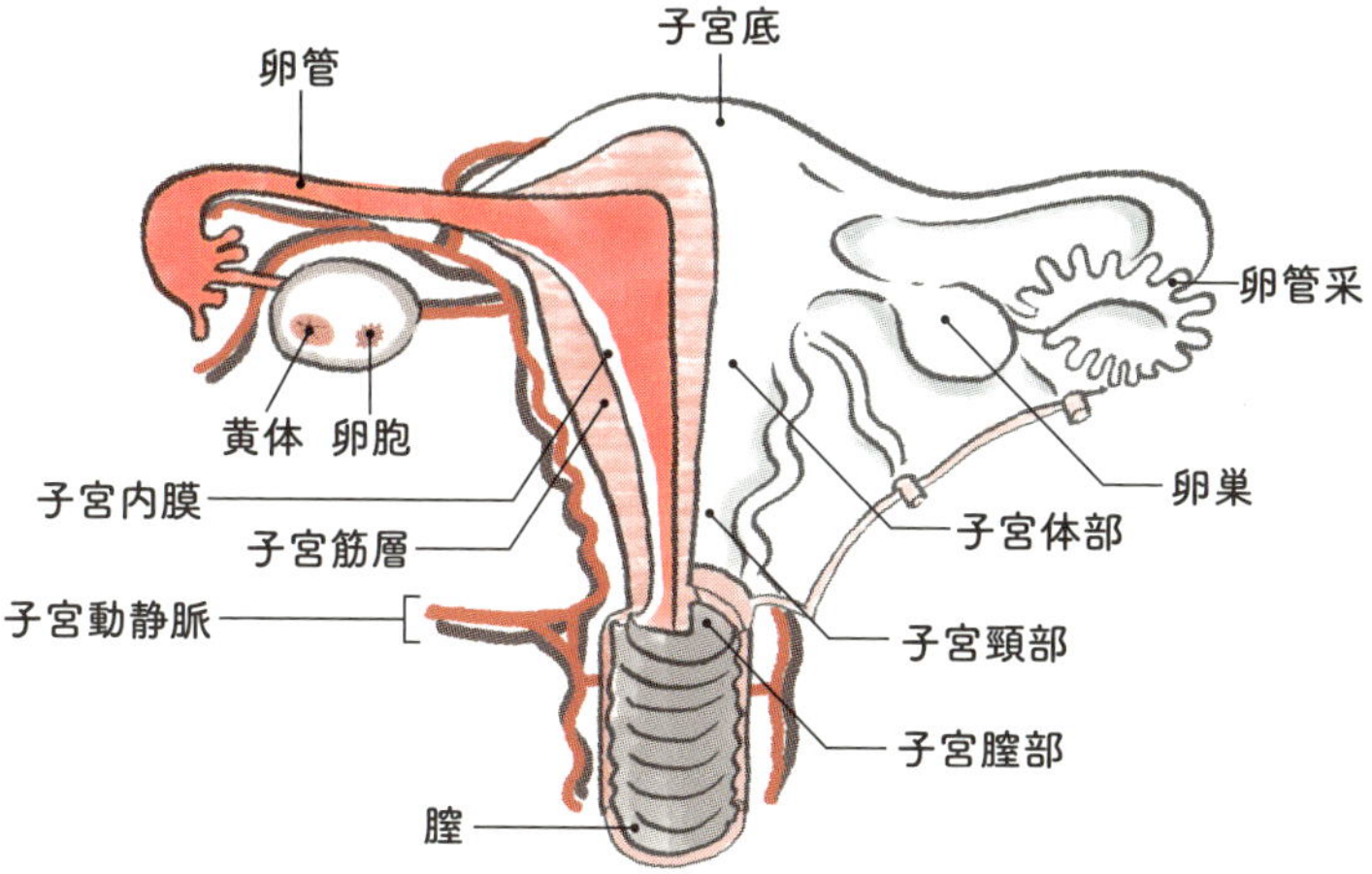

しかし、これらは大きな勘違いです。

〝不要になった〟子宮内膜を外に排出するという言い方が、「デトックス」という言葉に変換され、あたかもたくさん出たほうがいいと思っているかたがいます。しかし、**私たちの体には、たくさん排出していい血液なんて、1滴もありません。**

不要な内膜は、重さだけでいえば、多くても10～20g程度。それに伴う必要な出血は、平均37～43㎖です。**それ以上の出血は、正直、体にとっては無**

駄な出血なのです。

子宮内膜の基底層からフワフワの機能層がはがれるのは、面ファスナーをビリビリッとはがすときと似ています。

機能層がはがれるときに酵素（化学反応を促進する物質）がきちんと働いていたら、スムーズに機能層がはがれます。

ところが、酵素の働きが悪い場合は、面ファスナーが引っかかって外せないような状況になります。とても強い力が必要になるだけでなく、無理やりはがそうとするので、ところどころがビリビリと、深く、めちゃくちゃに傷ついてしまうのです。

子宮内膜についても、機能層がはがれにくければ、子宮を収縮させるプロスタグランジンというホルモンが分泌され、子宮の筋肉を絞り出すように強く収縮させることで、剥離《はくり》や排出を促します。

こうして、**ようやく機能層を無理やりはがしたあとは、ところどころで基底層が深くえぐられてしまい、その傷から大量に出血する**のです。これが過多月経です。

子宮壁の構造

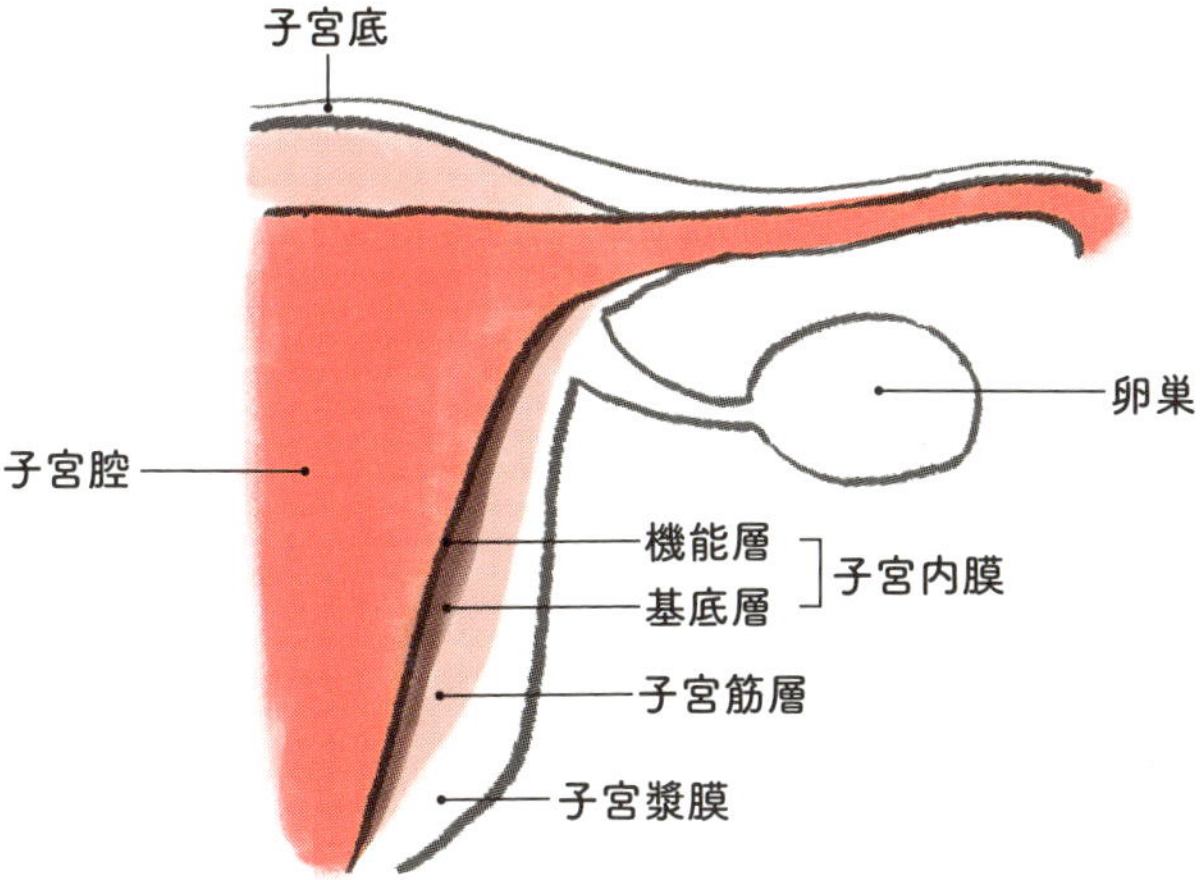

そして、出血を止めるために傷口を圧迫しようと、さらに大量にプロスタグランジンが分泌されることで、子宮の筋肉はギューーッと収縮します。その結果、下腹部が絞られるような強い痛みが発生するというわけです。

プロスタグランジンは、生理直前から生理前半までの間に子宮内膜で分泌され、発熱させたり、血圧を上げたり、炎症を起こしたりする作用があります。

そのため、**増えすぎると下腹部や腰部、頭部などが痛くなります。**これが一般的な月経前症候群（ＰＭＳ）や生理痛の原因です。

また、筋層内筋腫（29ページ参照）や粘膜下筋腫（31ページ参照）が子宮の内側に向かって大きくなると、子宮内膜がデコボコになります。

すると、**生理で子宮内膜の機能層がはがれるときに子宮筋腫が邪魔をして、子宮がうまく収縮できなかったり、筋腫があるという刺激で出血量が多くなったり、痛みが強くなったりする**ことがあります。

こうして、過多月経に加え、強烈な生理痛が起こることもあるのです。

筋腫が1～2㎝大きくなっても落ち込む必要はない！

主な子宮筋腫は、子宮筋層の中に筋腫の芽ができて、周囲に毛細血管が張り巡らされて、しこりが大きくなることで発症します。西洋医学では、その原因はわかっていません。

また、**エストロゲンやプロゲステロンなどの女性ホルモンが作用すると子宮筋腫は成長し、生理が来るたびに大きくなっていきます。**ただ、どのようなペースで、どれぐらいまで子宮筋腫が成長するのかは、誰も予測できません。

さらに、子宮筋腫は完全な球体ではなく、楕円形やいびつな形をしていることもあります。

そのため、子宮筋腫の直径は、どの断面を計測するかによって異なります。また、直径1～2㎝の小さなしこりをまとめて1つの子宮筋腫として扱う場合もあれば、小さくても1つずつ測る場合もあり、医師によって大きさの診断が違ってくるのです。

ですから、1～2㎝の変化は誤差と考えて、**「前回の検査よりも筋腫が大きくなってしまった」と悲しむ必要はありません。**

ちなみに、子宮筋腫は、中の細胞が一部出血したり死滅したりする「変性」が起こる場合があります。

妊娠中はエストロゲンの分泌量が増えるため、子宮筋腫が一気に大きくなります。

すると、中央の細胞にまで血液が届かなくなり、死滅していくのです。

変性すると、子宮筋腫の中に水が溜まったり、カチカチに固まったり（石灰化）します。変性した子宮筋腫が再び大きくなることはありませんが、変形する際に「変性痛」という痛みや炎症が起こることがあるので、注意が必要です。

子宮筋腫は良性の腫瘍なので、日常生活に支障が出ていなければ、医師からは「経過観察」といわれます。

しかし、**経過観察＝放置、ではありません。**3～6カ月ごとに検査を受けて、子宮筋腫が大きくなっていないか、増えていないか、チェックしましょう。

ちなみに、「閉経したら子宮筋腫は小さくなるから、受診しなくていい」という医師もいらっしゃいます。

しかし、閉経後に大きくなることがないからこそ、その確認が重要になると、私は考えています。もし、**小さくなるはずの筋腫が大きくなったら、それこそ〝悪性〟を疑う必要があります。**

ですので、閉経後も1～2年に一度は定期検査をしていただけたらと思います。

子宮筋腫の診断法と種類、特徴

子宮と子宮筋腫は、生理の周期によって、大きさが変化します。

生理前の高温期には、子宮に血液が多く送られていて、一時的に子宮がむくみ、大きくなっています。この時期は、子宮筋腫も一時的に大きくなっています。

そのため、検査のタイミングが、「前回は生理直前に、今回は生理直後に受けた」というようにバラバラだと、子宮筋腫の大きさを正確に比較するのは難しくなります。**きちんと子宮筋腫の大きさを調べたいのならば、生理直後に測るのが最適**だと、私は考えています。

婦人科では「内診」といって、人さし指1本か、人さし指と中指の2本を膣内に入れ、もう片方の手のひらをおなかに当てて、子宮や卵巣をはさみ込むようにして触ることで診察します。

ただし、子宮筋腫については、正直、かなり大きくならない限り、内診では見つけることは難しいといえます。

そのため、**筋腫や卵巣嚢腫《のうしゅ》（卵巣にできる腫瘍の総称）の有無を確認したい場合は、必ずエコー検査を受けることをお勧めします。**エコーには、おなかに機器を当てて診る方法と、膣や肛門《こうもん》から機器を挿入して診る方法があります。

性交渉がないかたに関しては、おなかや肛門から検査をすることが一般的です。

また、筋腫の状態や大きさ、正確な場所などをより詳しく調べるために、MRI（核磁気共鳴画像）を使うこともあります。

子宮筋腫は、「どこにできたのか」によって3種類に分けられます。

①子宮の筋肉（子宮筋層）の中にできる**「筋層内筋腫」**
②子宮の外側にできる**「漿膜《しょうまく》下筋腫」**
③子宮の内側にできる**「粘膜下筋腫」**

子宮筋腫のおよそ60〜70％が筋層内筋腫、20〜30％が漿膜下筋腫、10％が粘膜下筋腫です。そして、次のように、それぞれ現れる症状が異なります。

①筋層内筋腫

筋層内筋腫は、よほど大きくならない限り、内診では見つけられず、エコーで検査しなければわかりません。そのために**発見されにくく、いつできたのかもわからないのが、筋層内筋腫**です。

筋層内筋腫は、どの方向に大きくなるのかによって、現れる症状が異なります。子宮の外側に向かって大きくなっていれば、生理にほとんど影響を与えません。

しかし、**内側に向かって大きくなると子宮内膜がデコボコに変形するので、生理痛や過多月経、不妊の原因になります。**

そして、子宮筋腫がある場所の上に受精卵が着床すると、胎児に栄養を供給している胎盤が子宮筋腫の上につくられてしまい、分娩《ぶんべん》前にはがれてしまう「早期胎盤剥離」

が起こる可能性が高くなります。お母さんも胎児も危険な状態になるため、妊娠中は長期入院が必要になる場合もあります。

不妊治療をされておらず妊娠を希望しているかたに、筋腫が見つかった時点で、私が「子宮筋腫が内側に大きくなる前に、早く妊娠して産んでください」と伝えているのは、そのためです。

②漿膜下筋腫

子宮の外側を覆う膜である漿膜の下にできる子宮筋腫です。子宮の外側に向かって大きくなるので、子宮内膜には影響を与えず、生理痛や過多月経などの症状はほとんど出ません。

しかし、**周囲の臓器を圧迫するので、膀胱《ぼうこう》の近くにできると頻尿、子宮の上部や直腸の近くにできると便秘、子宮の後方にできると腰痛が現れることがあります。**

また、「最近、下腹だけがポッコリと出てきた。中年太りかな」と思っていたら、漿膜下筋腫だったという場合もあります。おなかの中（腹腔《ふくくう》）のスペースは広いので、筋腫が大きくなりやすいのです。

子宮筋腫は3種類に分けられる

❷漿膜下筋腫
生理痛や過多月経などの症状はほとんど出ないが、膀胱の近くにできると頻尿、子宮の上部や直腸の近くにできると便秘、子宮の後方にできると腰痛が現れる

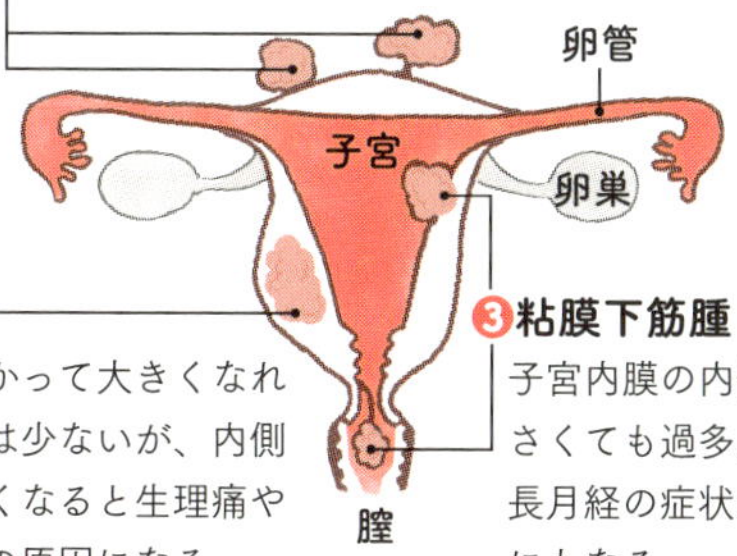

❶筋層内筋腫
子宮の外側に向かって大きくなれば生理への影響は少ないが、内側に向かって大きくなると生理痛や過多月経、不妊の原因になる

❸粘膜下筋腫
子宮内膜の内側にでき、たとえ小さくても過多月経や不正出血や過長月経の症状が出て、不妊の原因にもなる

ちなみに、前述の「5kgまで成長した子宮筋腫」を患ったかたも、漿膜下筋腫でした。

③粘膜下筋腫

子宮内膜の内側にできる粘膜下筋腫は、生理トラブルを引き起こします。**たとえ直径が1㎝程度と小さくても、常に子宮内膜を刺激しているため、過多月経や不正出血（生理以外の出血）、過《か》長《ちょう》月《げっ》経《けい》（痛みはないが少量出血が長期間続く月経）といった症状が現れやすい**のです。

粘膜下筋腫は、大きさに関係なく、

子宮の内部にあるというだけで過多月経や着床の障害になり、不妊の原因になります。ですから、**粘膜下筋腫は、見つけたらすぐに手術をすることをお勧めします。**

正直、手術が及ぼす負担よりも、**過多月経で毎月失う血液のほうが、体にとっては日々、負担**になるからです。

さらに、閉経前後の更年期のかたに多く見られるのが、「筋腫分娩」といわれるタイプです。これは、子宮に流れる血液が減ることで粘膜下筋腫の栄養血管が破綻し、徐々に筋腫が子宮の内側からはがれていき、これを外に排出しようとする病態を指します。はがれてしまった筋腫は、体にとっては異物でしかないので、排出しようとして子宮が強く収縮します。ところが、筋腫がうまく排出できないと、子宮の入り口に引っかかり、自分自身の力では排出できないことがあります。

そのうえ、はがれた部分からの出血を止めようとして子宮が強く収縮することで、陣痛のような痛みを引き起こすことがあります。

粘膜下筋腫は、直径が3㎝以下のときは、膣から子宮に器具を入れて行う「子宮鏡下子宮筋腫核出術」（45ページ参照）で切除できます。しかし、3㎝を超えると、取り残しが出たり、1回で手術が終わらなかったりして、開腹しなければならない可能性も出てきます。

ですから、**粘膜下筋腫はなるべく早く、そして、3㎝以上になる前に手術すること**をお勧めします。

子宮内膜症、子宮内膜・頸管ポリープ、子宮肉腫の違い

子宮筋腫は、そのほかの子宮の病気を合併していることも珍しくないので、そのほかの病気について、簡単に説明しておきましょう。

●子宮内膜症

子宮内膜症とは、子宮内膜の組織が、子宮の内側以外の場所にできる病気です。

子宮筋層の中に入り込んで増殖する**「子宮腺筋症」**と、卵巣に血液が溜まる「チョコレート嚢胞《のうほう》」、子宮の外側や卵巣などに増殖する**「骨盤内膜症」**があります。

さらに、子宮内膜症の多くは骨盤内の腹膜や卵巣などに見られますが、肺や腸など、子宮から離れた場所にできる**「異所性内膜症」**もあります。

子宮内膜症は、生理と同じ周期でエストロゲンの影響を受け、子宮の内側以外の場所で、子宮内膜組織の増殖や出血、炎症が起こります。ですから、**生理のたびに炎症をくり返し、臓器が癒着して、症状が悪化していく**のです。

詳しくは、私の著書『子宮内膜症は自分で治せる』（マキノ出版）で解説しているので、そちらをご参照ください。

●子宮内膜・頸管《けいかん》ポリープ

子宮内膜の細胞が異常増殖し、子宮の内側に突き出した物質が「子宮内膜ポリープ」です。ほとんどの場合が、良性です。

子宮内膜ポリープは、エコー検査で診ると、粘膜下筋腫と見た目がよく似ています。そのため、**確定診断はMRIが有用**です。

子宮内膜症の種類とポリープ

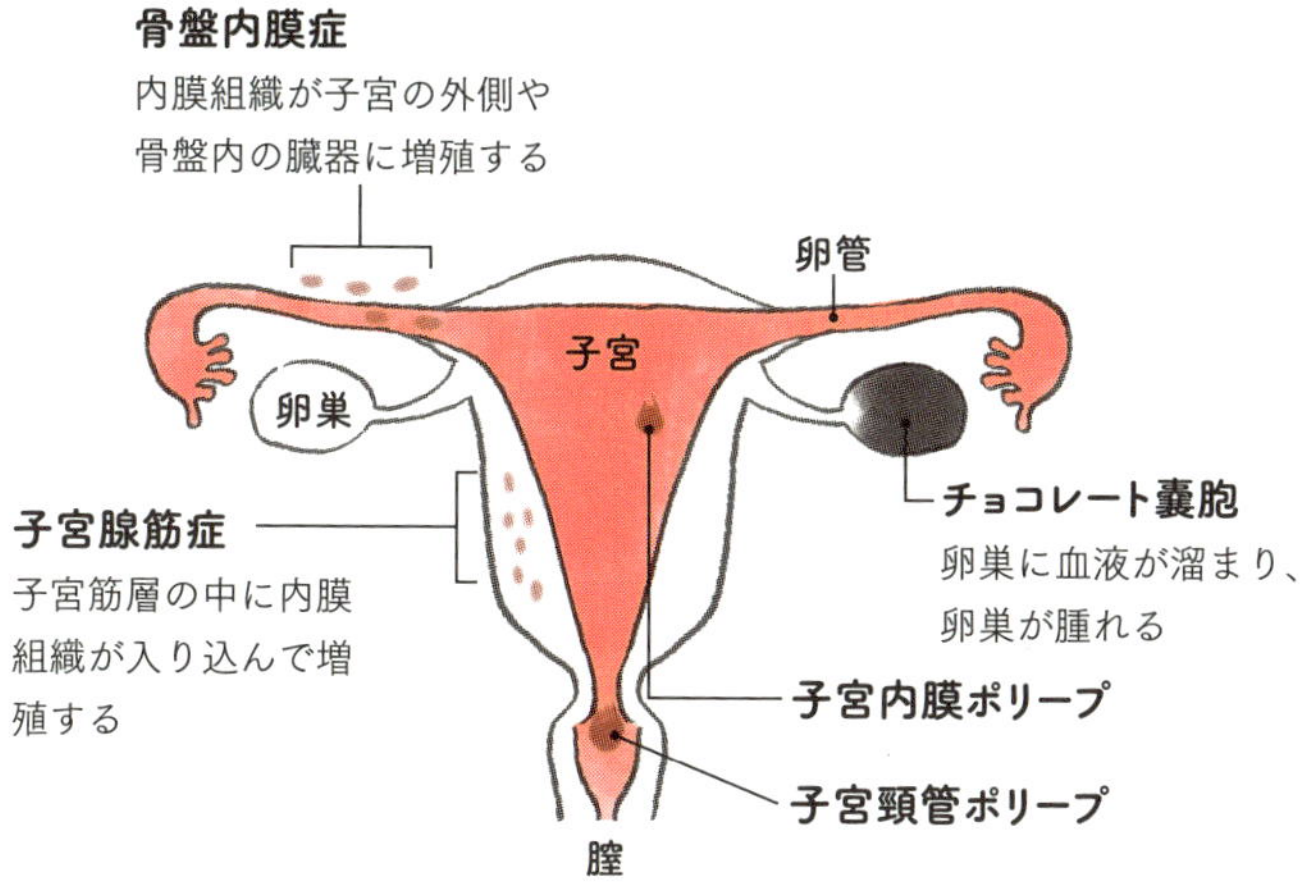

また、子宮の入り口にできたポリープは、「子宮頸管ポリープ」と呼ばれます。大きさは、3〜10㎜程度です。

子宮筋腫と同様、自覚症状がない場合は、経過観察になるのが一般的です。しかし、不正出血や過多月経がある場合は、ポリープ切除を行います。

●子宮肉腫《にくしゅ》

子宮筋腫と見た目がよく似ている悪性の腫瘍が、子宮肉腫です。主に「がん肉腫」、「平滑筋腫」、「内膜間質肉腫」の3種類に分類されます。

エコー検査では、良性の子宮筋腫と区別ができません。MRI検査でも指摘されないことが多く、**術後の病理検査（病気の診断や原因の究明を目的とした検査）で「実は子宮肉腫だった」と診断されることが多い病気**です。

肉腫を疑うかどうかは、筋腫が大きくなるスピードや採血データ、治療経過を重視するため、診断には定期的な通院・検査が必要になります。

大きな子宮筋腫のおよそ0・5％は、子宮肉腫だといわれています。しかし、小さくても子宮肉腫の場合もあるため、確定診断は、術後の病理診断でしかできません。子宮肉腫だった場合は診断後に、子宮だけでなく、卵巣や卵管、リンパ節などをすべて摘出する手術を行ったり、抗がん剤の治療を施行したりすることもあります。

子宮筋腫の薬物療法、ホルモン療法、手術について

くり返しになりますが、子宮筋腫は良性の腫瘍です。ですから、日常生活に支障が出るほどの症状を認めない限り、基本的には手術を勧めたり、手術を行ったりするこ

とはありません。

一方、**手術を勧められたということは、自分ではその状態に慣れて生活できる状態かもしれないけれども、一般的に見たら「普通の状態ではない」という自覚を持つことも大切**です。

子宮筋腫は、一般的に、以下の順番で治療が進められます。

①鎮痛剤

②漢方薬

③低用量ピル、黄体ホルモン製剤（偽妊娠療法）

④GnRh《ジーエヌアールエイチ》療法（偽閉経療法）

⑤手術

これらは、患者さんのライフプランや希望によって、選択肢は大きく異なります。

なお、①~⑤の数字が上がるにつれて、子宮筋腫の治療効果は高くなると同時に、副作用が強く現れやすくなり、費用も高くなります。

①鎮痛剤

子宮筋腫に伴って生理痛が現れているときには、対症療法（症状に対して一時的に対処する治療法）として鎮痛剤を処方します。保険適用になるので、3割負担で薬代だけの場合、42錠当たりの支払いは700円ぐらいになります。

痛みが強いときに、鎮痛剤を使うのは悪いことではありません。ただ、**多くの鎮痛剤は「鎮痛解熱剤」であり、体を冷やす作用もあります。**体の冷えが蓄積すると、血流が悪くなって痛みが起こりやすいので、悪循環を起こすことも考えられます。

では、体を冷やさないために、痛くても鎮痛剤は飲まないほうがいいかというと、そうではありません。

痛みによって筋肉が強く収縮すると、血流が悪くなったり、ひどいかたは冷や汗をかいたりします。また、睡眠が浅くなることでも、体は冷えやすくなってしまいます。

ポイントは、**鎮痛剤だけに頼らないこと**です。

たくさん飲むほど冷えが蓄積していくので、内服している間は、毎月の冷えの蓄積を防ぐために、外から温めるようにしたり、体を中から温めるセルフケア（95ページ参照)を取り入れたりしてください。

②漢方薬

子宮筋腫に伴う生理不順や過多月経で処方される漢方薬には、保険適用になっている物もあります。

東洋医学では、体を構成する「気《き》・血《けつ》・水《すい》(64ページ参照)」の中の血が滞る「瘀《お》血《けつ》」が、生理トラブルの原因の1つと考えられています。そのほか、目の下のクマやおなかの張り、便秘、痔《じ》なども、瘀血で現れる症状です。

婦人科でよく処方される漢方薬の「加味逍遥散《かみしょうようさん》」「当帰芍薬散《とうきしゃくやくさん》」「桂枝茯苓丸《けいしぶくりょうがん》」は、「駆瘀血剤《くおけつざい》」と呼ばれ、瘀血を取り除く効果があります。これらもすべて保険診療で3割負担、薬代だけの場合、1カ月分でおよそ3000~4000円かかります。

なお、東洋医学の考え方については、第2章で詳しく説明します。

漢方薬は種類が非常に多く、診断には知識と経験が必要です。ちなみに当院では、生理痛と過多月経に対して、先述の3薬以外もよく処方します。

ですから、**自分に合った漢方薬を処方してもらいたいのであれば、私は、婦人科よりも漢方内科を受診することをお勧めします。**漢方内科は保険診療になりますが、漢方薬剤師による処方は自費になります。金額に大きな差がありますが、1カ月分で2～3万円程度必要な場合もあります。

③低用量ピル、黄体ホルモン製剤（偽妊娠療法）

低用量ピルは、エストロゲンとプロゲステロンという2種類の女性ホルモンを含む薬で、黄体ホルモン製剤は、プロゲステロンを主とした薬です。

どちらも、内服すると体が妊娠していると勘違いするので、排卵が止まります。そのため**「偽妊娠療法」**と呼ばれています。

これらの薬で体内のエストロゲンの分泌を抑制することで、子宮筋腫による生理痛が改善します。また、出血する量が減るので、過多月経も緩和されます。

そして、4～5年単位で内服していると、生理自体が起こらなくなるので、内服している間は生理痛や過多月経も解消されます。

どちらも保険が使えます。3割負担の場合、1カ月分で低用量ピルはおよそ1500～2500円、黄体ホルモン製剤はおよそ5000～1万円になります。

ただし、低用量ピルについては、血液中のプロゲステロンの濃度が高くなったり、利尿作用があるホルモン物質を使用しているものもあったりするため、血栓（血管の中の血液の塊《かたまり》）ができるリスクが高まります。ですから、喫煙習慣があるかたや、40歳以上、高血圧、肥満といった、血栓ができやすいかたには勧められていません。

ちなみに私は、10代から生理痛、過多月経、腰痛に悩まされていたので、医師として働き始めたころに、低用量ピルを内服してみたことがありました。すると、副作用でむくみがひどくなり、体重が10kgも増えたため、中止せざるを得なくなってしまいました。

当然、**副作用には個人差があり、私のように強く出るかたも珍しくありません。**

黄体ホルモン療法については、「子宮内黄体ホルモン放出システム（IUS《アイユーエス》）」という、服用するのではなく、子宮内に器具を装着する方法もあります。これは、一度留置すると、5～8年ほど効果が持続します。月経困難症の際に保険適用となり、3割負担の場合、費用は約3～5万円です。避妊目的だと自費になるため、8万円ぐらいかかります。

器具を子宮に入れるため、経膣分娩をして子宮口が広がっているかた以外は、挿入時に痛みを伴うデメリットがあります。また、子宮内に長く装着されている間に感染症を起こすことで、子宮に癒着し、不妊の原因になることもあります。

そのため、今後、妊娠を希望されるかたには、選択肢の1つとして説明はしますが、個人的にはあまり勧めたくはないと思っています。


低用量ピルも黄体ホルモン製剤も、内服している間は基本的に、妊娠しません。治療をやめれば生理周期が治療前の状態に戻るのですが、同時に内服前のような生理痛や過多月経の状態に戻ってしまうことも十分考えられます。

ですから、**どちらも対症療法と考えて、きちんと治療をするなら、根本から体を立て直すことが大切**です。

④ＧｎＲｈ療法（偽閉経療法）

間脳の視床下部から分泌されるＧｎＲｈ（性腺刺激ホルモン放出ホルモン）の働きを止めることで、卵巣の機能を低下させて排卵を止め、体内のエストロゲンの分泌を抑制します。閉経と同じ状態にするため、**「偽閉経療法」**と呼ばれています。

手術の前に子宮筋腫を小さくしたり貧血を改善したりするために、ＧｎＲｈ療法を行う場合があります。

ＧｎＲｈ療法に使われる薬には「ＧｎＲｈアゴニスト」と「ＧｎＲｈアンタゴニスト」があります。

２つの薬の違いは、次の通りです。

ＧｎＲｈアゴニストの投与は、注射か点鼻《てんび》かを選べます。ただし、**注射での治療の場合は骨密度低下などの副作用を来すため、６カ月以上の長期投与はできません。**

また、ＧｎＲｈアゴニストは、投与後に一時的にエストロゲンの分泌量が増えて、不正出血を起こすことがあります。

ＧｎＲｈアゴニストは保険適用薬です。1日2～3回の点鼻剤で、3割負担の場合、1カ月分でおよそ5000～8000円です。注射は1カ月に1回で、1回当たりおよそ1万～1万5000円ぐらいかかります。

一方、ＧｎＲｈアンタゴニストは経口薬です。こちらも保険適用薬で、3割負担の場合、1カ月分でおよそ1～2万円かかります。**ただ、こちらも骨密度低下などの副作用を避けるため、最大6カ月までの治療となります。**

ちなみに、ＧｎＲｈアンタゴニストでは、不正出血は起こりにくいといわれています。しかし、経口薬は、腸での吸収率により薬の効きめが左右されるため、便秘や下痢などにより吸収率が下がれば、不正出血を起こすこともあります。

ＧｎＲｈ療法では、薬の投与中は生理が止まりますが、投与終了後、生理が再開したら様子を見て、症状がよくならなければ、再び投与を検討します。

ただし、肌がカサカサになったり、髪の毛が薄くなったり、膣の潤いが減ったりする副作用が強く出る場合があります。また、のぼせといった更年期障害の症状が現れて、続けられなくなるかたもいます。

何を目的に、どのくらいの期間使用するかは、そのかた次第といえます。

⑤手術

子宮筋腫だけを取り除く**「子宮筋腫核出術」**と、子宮ごと取り出す**「単純子宮全摘出術（全摘）」**があり、どちらも基本、保険適用の対象です。

そして、保険適用外も含め、手術には、さまざまな選択肢があります。

まず、子宮・卵巣の手術をする際には、次の方法があります。これらは**「何を目的に」「どこを手術するか」で選択肢が変わります。**

- **腹式** 開腹して行う
- **膣式** 膣から手術を行う
- **腹腔鏡** おなかを数カ所、小さく切開して行う
- **子宮鏡** 直径3㎜〜1㎝の子宮用の内視鏡《ないしきょう》（子宮鏡）を挿入して行う

子宮筋腫だけを取り除く子宮筋腫核出術を行った場合、将来、妊娠が可能です。しかし、手術の際に子宮が傷つくため、出産は帝王切開を強く勧められます。

単純子宮全摘出術については、子宮自体を摘出するために妊娠はできなくなりますが、新たに子宮筋腫ができるリスクも、当然ありません。

どちらも7～10日程度の入院が必要で、通常の生活に戻れるまでに、およそ1カ月かかります。保険適用の手術で、費用はおよそ20～30万円です。

子宮筋腫核出術の方法の1つに、**「UAE《ユーエーイー》（子宮動脈塞栓《かんせん》術）」**があります。

UAEは、子宮筋腫に栄養を送っている血管を遮断して、子宮筋腫を壊死《えし》させる方法です。鼠径部《そけいぶ》からカテーテル（医療用の管）を入れるので、小さな傷ができる程度で、入院期間も短くて済みます。しかし、壊死させた組織が炎症を起こすことで、退院後に発熱や腹痛、感染症を起こすケースがあります。

この治療は、施設適応基準を満たしている場合、保険適用になります。3割負担の場合に費用はおよそ15万円で、高額療養費制度も利用可能です。

保険適用外の子宮筋腫核出術には、**「FUS《エフユーエス》（集束音波焼灼《しょうしゃく》術）」**があります。

FUSは、超音波をおなか側から子宮に当てて、熱で子宮筋腫を焼いて壊死させる方法です。超音波を当てるだけなので傷はできませんが、1回の治療に3～6時間かかります。

この治療は、保険適用外のため、費用はおよそ50～60万円かかります。高額療養費制度は使えません。こちらもUAE同様、術後に発熱や腹痛、感染症を起こすことがあります。

どちらの方法も、子宮を残せるので妊娠も可能なうえ、「子宮がなくなった」という喪失感を味わわずに済むメリットがあります。

しかし、受けられる施設が限られるうえ、発熱や感染症を患ったり、不妊や流産をしたりするリスクがあるため、妊娠を希望しているかたには、あまり行いません。

生理に振り回されて薬に依存するのは異常な状態！

患者さんの多くは、子宮筋腫＝良性の腫瘍ということで、薬による治療や手術を望まないかたが見られます。なかには、「西洋薬は一切使いたくない」と話す患者さんもいました。薬の副作用のことを思うと、その気持ちはわからなくもありません。

しかし、**私は、患者さんへのカウンセリングを行い、「必要がある」と判断したら、薬による治療や手術を、選択肢として提示しています。**

子宮筋腫が原因で激しい生理痛が起こっていると考えられる場合、痛みでのたうち回って夜も眠れないのであれば、体力も気力もどんどん消耗していきます。この状態が続くのならば、体を回復させるために鎮痛剤を使う必要があります。

また、過多月経で貧血になっていた場合は、全身の細胞に酸素と栄養が行き渡っていない状態なので、数カ月間、低用量ピルを処方し、生理の際の出血量を最小限にし

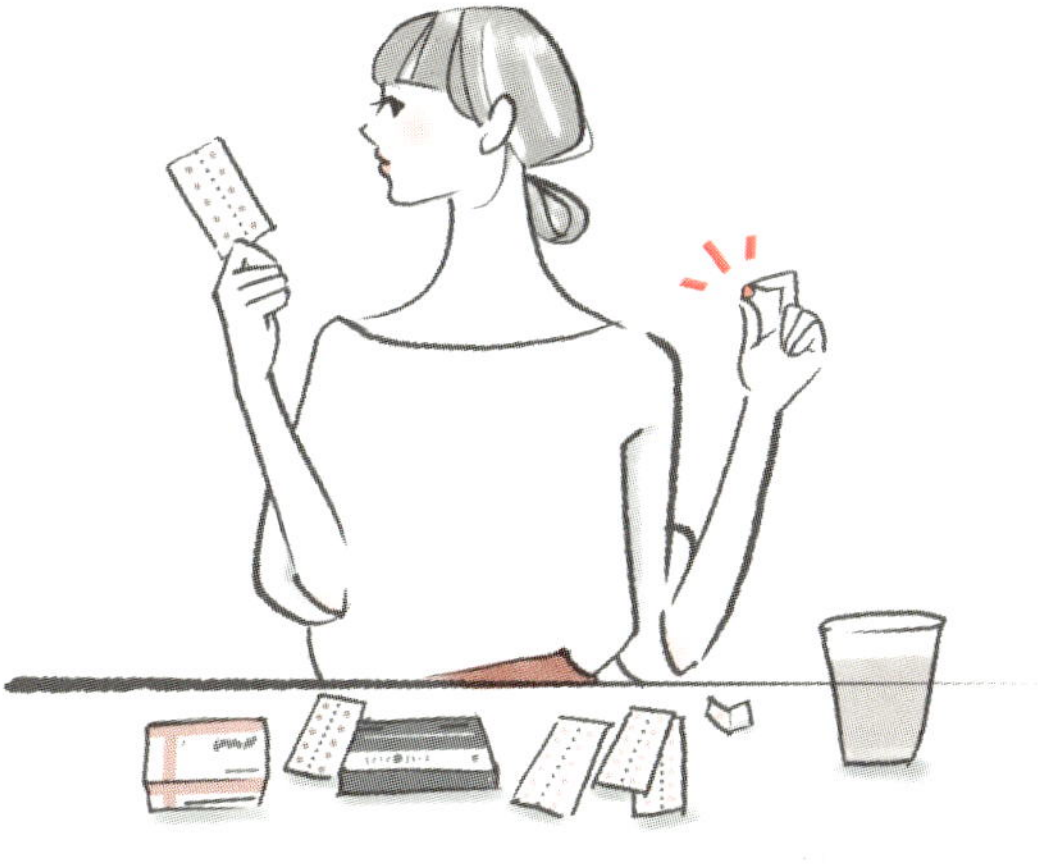

鎮痛剤を飲むのはOK、頼り切るのはNG

たうえで、貧血治療を行うこともあります。

さらに、粘膜下筋腫については、たとえ小さくてもひどい過多月経の原因になるため、見つけたらできるだけ早めの手術を勧めています。

薬の治療のポイントは、**鎮痛剤や低用量ピルなどで治療を行っている間、「患者さんご自身が何をするのか」**ということです。

鎮痛剤で痛みが止まったからといって、生理中も普段通りに仕事や家事を行うことは正直、あまり勧められません。

生理とは、いわば、子宮という内臓が傷ついて出血している〝内臓損傷〟の状態。

そして、過多月経は、その子宮から大量に出血している状態です。

内臓損傷をしているのに、いつも通りに動いていたら体力を消耗し、動けば動くほど痛みや出血量も増えます。そして、出血が増えて脱水が進み、子宮の組織が干からびることで、次の生理での痛みや過多月経がより強く感じられる、という悪循環に陥ります。

私自身の経験から思うのですが、**薬には心理的な依存性があります。**

私は、研修医時代に生理痛で苦しんでいたころ、白衣のポケットの中に、必ず鎮痛剤を入れていました。ポケットの中に手を入れて、鎮痛剤を入れ忘れていると気づいたときには「どうしよう……」と、プチパニック状態に陥っていました。鎮痛剤がないと、不安で仕方なかったのです。

過去の私と同様に、薬に頼り切っている患者さんが、度々見受けられます。

でも、薬がなければ、生理に関する症状に振り回されて、まともに仕事も家事も恋愛もできない状態というのは、おかしくないですか？

薬はいざというときに期間限定で使い、症状が落ち着いている間に生理痛や過多月経の原因をよく考え、普段の生活を改善してそれを取り除くように心がけるのが、本来の使い方だと思うのです。

ときどき「薬が効かなくなった」と話す患者さんがいらっしゃいますが、これは、鎮痛剤が何か変化したのではなく、患者さん自身の状態が悪化したことで、薬の効果が出にくくなったことが原因です。

低用量ピルも、体そのもの、根本の原因そのものを変えるわけではないため、飲まなくなったら、再び生理痛や過多月経に悩まされるようになるでしょう。

薬を使った治療は、あくまでも対症療法。**痛みから解放されている期間だからこそ、自分の体を根本から立て直すべく、生活習慣と意識を改める必要がある**のです。

薬と手術は、今起こっている不快な症状を取り除くことしかできません。正直、私たち医師ができるのは、そこまでです。

そこから先、同じことを、同じ症状を、同じ状態を再びくり返すかどうかは、患者さん一人ひとりが、どのように自分の体と向き合っていくか、にかかっています。このことを踏まえて、どのような治療を受けるのかを検討してほしいと思います。

手術をして終わりではない！体を立て直して筋腫を防ごう

ここまで、子宮筋腫の一般的な治療法や手術法について解説しました。

手術をしたら子宮は傷つくので、最低1年間は避妊する必要があります。

妊娠すると、胎児が大きくなるとともに、子宮もどんどん引き伸ばされていきます。

そのため、手術をした部分が薄くなって子宮が裂ける「子宮破裂」が起こる危険性が高まります。

ですから、手術をしてから**妊娠するまでの間に、少しでも血流をよくして、子宮の傷を修復させなければなりません。**

「手術を受けたのに子宮筋腫が再発した」と耳にすることがあります。**子宮筋腫は、切除をしたらそれで終わり、というわけではありません。子宮を温存したのならば、再び子宮筋腫ができる可能性も残るのです。**

基本的に、手術で取り切れるのは、今、目の前に見えて、触れられる筋腫のみです。見えない、触れてもわからない程度の小さな筋腫は、取り除くことができません。

手術の時点では見えなかった筋腫が、時間経過によって大きくなった状態を「再発」ととらえているかたもいらっしゃいます。エコー検査やMRIの画像診断で見つけられるのは、最低でも5㎜程度の筋腫からとなります。

このように、**子宮には、5㎜以下の〝筋腫の種〟のようなものが、多数存在します。**

手術では、あえて5㎜や1㎝の筋腫を積極的に取り除くことはないので、すべての筋腫を1回の手術で根こそぎ摘出するというのは、正直難しいと思います。すべて取り除いたといっても、それはあくまでも1㎝以上の大きさの〝見える範囲内で〟ということになります。

だからこそ、**以前と変わらない生活を続けていれば、再び子宮筋腫ができても不思議ではない**と、私は考えます。

今の状態は、「こういう生活を送っていたら筋腫ができる」という結果でしかないのです。一度、業者に頼んで部屋をキレイに掃除してもらったからといって、その後、持ち主が勝手に散らかさない人になるかどうかは、その人次第ですよね？

そこで、**「なぜ子宮筋腫が大きくなってしまったのか？」「どうしてできたのか？」「なんでできやすいのか？」を考えて、生活習慣と意識を変えていくことが大切**です。

たとえば、生活習慣病の一種である高血圧の場合、降圧剤を飲んでいたとしても、減塩を心がけた食事に変えたり、適度な運動を取り入れたりしますよね。そして、ゆくゆくは薬を使わなくても、血圧が安定する状態を目指しているはずです。

私は、子宮筋腫も生理痛も過多月経も、日々の悪い習慣が積み重なって起こった生活習慣病だと考えます。ですから、生活習慣と意識を改善していくことが重要なのです。

ちなみに、子宮を摘出した後に、膣の壁や膀胱が下がってきて、股に何かが挟まっているような違和感や圧迫感が出る「膣脱《ちつだつ》」という状態になることがあります。

こうした現象は「骨盤臓器脱」と総称されていますが、術後は術前に比べて血流がグンと減ってしまうため、意識しないと、組織が急激に萎縮してしまいます。

萎縮からの骨盤臓器脱や尿漏れを予防するためには、骨盤の底に張り巡らされている骨盤底筋群《こつばんていきんぐん》を鍛える必要があります。

このように、**治療や手術を受ける受けないに関わらず、子宮筋腫の患者さんに取り組んでほしいことは、実はたくさんある**のです。

そのためには、まず、生活習慣を見直すこと。「生理中で体がつらいのに、無理をして学校や仕事に行っていなかったか」「鎮痛剤に頼りすぎていなかったか」など、普段の行動を振り返りましょう。

そして、**これからの自分に向き合ってください。**自分の年齢や置かれた状況を踏まえて、**妊娠を望むか望まないか、子宮を残したいか、残さなくてもよいか、と、自分で後悔のない答えを出してください。**

「今すぐに子どもが欲しいわけではないけれど、いずれ……」「手術は、さらに悪化したら、そのうちきっと……」と先延ばしをする時間なんてありません。先のことだとしても、自分の人生です。きちんと真剣に考えて、答えを出しましょう。

自分の体をほったらかしにせず、生理痛や過多出血などを軽減させるセルフケアに取り組むこと。それが、子宮筋腫の悪化やほかの病気を抑えることにつながるのです。

西洋医学では原因不明とされている子宮筋腫ですが、東洋医学ではどのような仕組みで発生するのかが説明されています。

次章では、東洋医学の考え方をもとに、子宮筋腫という病気の性質と、自分で治す方法について解説しましょう。

第2章

子宮筋腫は自分で治せる！

子宮が冷える原因は足と腸とストレスにあり！

子宮筋腫《しきゅうきんしゅ》をはじめ、生理痛や過多月経《かたげっけい》（経血の量が異常に多い状態）、おりものトラブルなど、子宮に関連する症状に悩まされているかたは、実は、**子宮が冷えています。**

子宮は筋肉なので、ほかの部位の筋肉同様、冷えると組織が硬くなり、細胞の機能が低下します。さらに、細胞が冷えることで、生理の際に子宮内膜をはがすための酵素の働きも、当然ながら低下してしまいます。

ご存じのかたも多いかと思いますが、一般的に、酵素が最も働きやすい温度は、37℃前後です。**酵素がきちんと働かなければ子宮内膜がスムーズにはがれないので、筋層に深い傷ができる原因になります。**

こうして、組織が深く傷つくと出血も多くなり、それが過多月経や貧血という症状につながっていくのです。

子宮からの出血は、子宮が収縮することでしか止められません。

体にとって大切な血液がたくさん失われることを防ぐために、子宮は収縮する力を強くしたり、収縮の回数を増やしたりすることで、必死に出血を止めようとします。生理痛がひどくなるのは、そのためです。

生理時の子宮の収縮がうまくいかなければ、子宮筋層の止血がうまくいかず、過多月経や、ダラダラと出血が長引く過長月経《かちょうげっけい》につながります。

子宮が冷える主な原因は、**「足と腸の冷え」**と私は考えています。

心臓から拍出された血液は、身体の構造上、いったん足先を巡ってから子宮に戻ります。そのため、足首や足先が冷えていると、そこを巡った血液も冷えます。

そして、その冷えた血液が子宮に戻ることをくり返した結果、子宮がどんどん冷えてしまうのです。

そして、腸は人間の体の中で最も長く、面積が2番目に広い臓器です。日本人の大腸は、ひだになっている内壁をまっすぐに広げると、テニスコート半面分くらいの面積になるといわれています。

子宮は、四方八方を腸に包まれています。だからこそ、**腸を冷やさない努力が必要**になるのです。私は、患者さんに常温よりも温かい飲み物を勧めているのですが、それは、腸、そして子宮を冷やさないためです。

ただし、温かい物をとることで体が冷えるタイプのかたもいらっしゃいます。ただ温かい物だけをとればいいということではないので、注意が必要です。

さらに、子宮の入り口に直に接している組織である、膣《ちつ》の冷えも侮れません。21ページの図のように、膣は、子宮の入り口の少し奥のほうでつながっているので、子宮の入り口は、膣の温度と連動している可能性が高いと考えられます。

膣の長さはおよそ10㎝ですが、腸と同じように粘膜のひだをピンと伸ばせば、意外と広い面積を持つ組織です。

おりもののトラブルが起こりやすいかたは、膣が冷えている可能性が高いといえます。膣が冷えたことで子宮も冷えた、もしくは、子宮が先に冷えた後で膣が冷えた、どちらの可能性も考えられます。

どちらにしても、やることは同じです。**1秒でも早く、冷えを改善しましょう。**

そして、体の冷えの原因は、外からのものだけではありません。

いちばん厄介なのは、〝体の内側〟からの冷えです。これは、「無意識」のうちに、日々、私たちの生活に潜り込んでいます。

日常生活において筋肉が緊張して硬くなり、体が冷えることがたくさんあります。その1つが、「ストレスによる緊張状態が続いているとき」です。

当然、環境や人間関係のせいで緊張状態に陥ることもたくさんありますが、子宮筋腫のかたに多いのは、何事においても**「自分のせい」と責める心や思考の癖**です。何も、他人に責められることだけが、ストレスになるわけではありません。

自分で自分を責める。

これは、自分にとって慢性的なストレスとなり、常に体に余計な力が入るため、筋肉の緊張が続いてしまいます。そして、自他にかかわらず、さまざまなストレスによって全身の筋肉が緊張すると、常に血管が収縮した状態になり、血流が悪くなります。**血液が温かいから、私たちの体は温かい**のです。血液がきちんと細胞に届かなければ、体はどんどん冷え、細胞は萎縮してしまいます。

温かい血液が流れるには、筋肉が収縮と弛緩《しかん》をくり返す必要があります。そこで、筋肉を弛緩させるためには、**力を抜いてリラックスする時間をつくることが大切**です。

冷えない体づくりのために、体が緊張している時間を意識的に減らす努力も取り入れましょう。

膣と子宮と腸の常在菌を活性化させよう

子宮の酵素と同様、体温と関連深いのが、膣の「常在菌」です。

常在菌とは、日常的に体に棲《す》み着いている微生物で、大腸には100兆個、皮膚には1平方㎝当たり10〜20万個、膣には数兆個が存在するといわれています。**膣に存在する常在菌のバランスが保たれることで、外部からの菌の侵入を防ぐなど、膣の健康が保たれている**のです。

また、以前は無菌といわれていた子宮ですが、２０１２年以降に、常在菌が多数存在することがわかってきました。子宮に棲む多様な常在菌は「子宮内フローラ」と呼ばれ、着床に大きく関わっているという説もあります。

子宮内フローラの研究では、「膣の中の常在菌が反映されている」というデータがあります。そう考えると、膣の常在菌のバランスが崩れれば、子宮内フローラのバランスも崩れる、といえます。

常在菌は、酵素と同様、最も活性化する温度は、37℃前後です。

ですから、**膣を温かくして、常在菌のバランスを保つことも大切**だと私は考えます。

膣の常在菌の状態は、免疫機能に大きく関連する腸の常在菌と連動していると考えられています。最近では、常在菌のバランスを整えるために、ラクトフェリンという糖たんぱく質の内服を勧める文献も出てきています。

胃痛、胃もたれ、便秘や下痢をほうっておかず、胃腸の調子を整えておくことも、子宮の状態をよくするためには重要なことだと、私は考えています。

膣と子宮が温かくなれば酵素も働くようになり、生理でスムーズに子宮内膜がはがれるようになります。その結果、生理痛も過多月経も改善していくと考えられるのです。

「酸素」「水分」「睡眠」が子宮を救う！

さて、ここからは東洋医学の観点から子宮筋腫を解説しましょう。

東洋医学では、**「気《き》・血《けつ》・水《すい》」**が体を構成する3大要素だと考えられています。

「気・血・水」は体を構成する3大要素

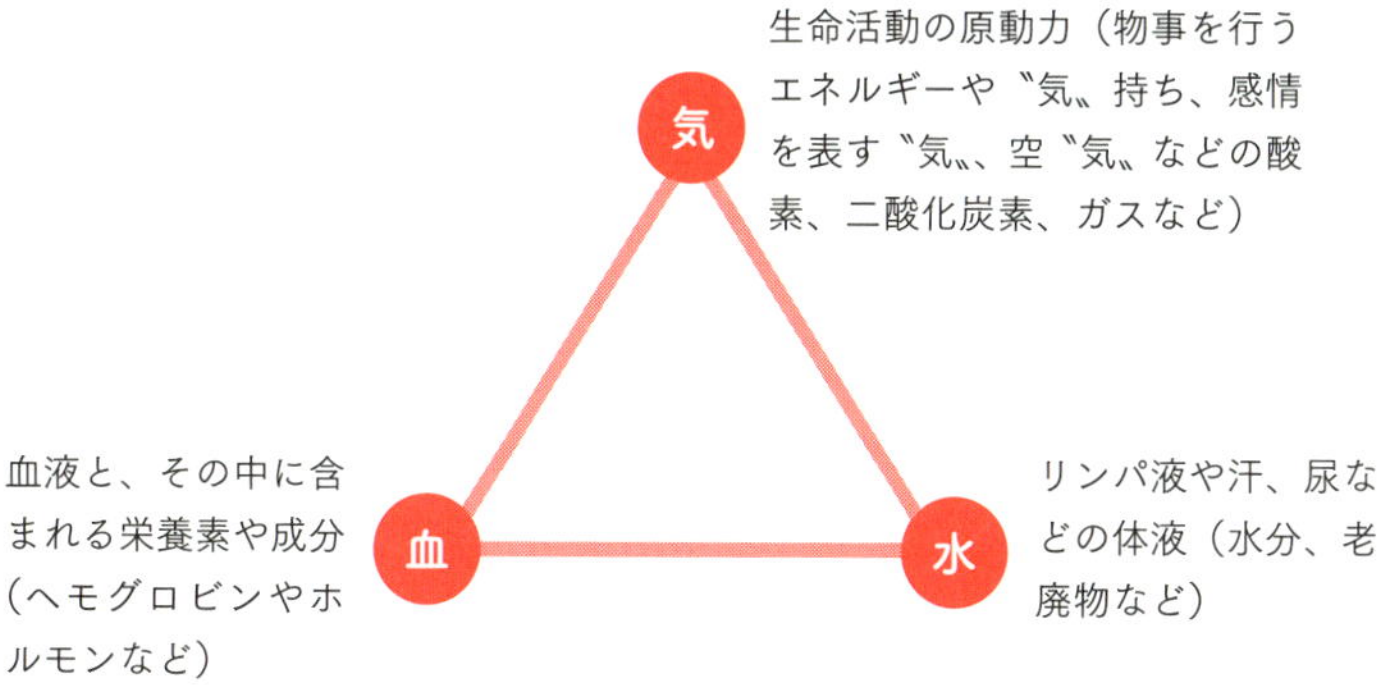

「気・血・水」のバランスは常に正三角形のまま、大きくなったり小さくなったりする

● **気**　生命活動の原動力のこと（物事を行うエネルギーや〝気〟持ち、〝気〟を使うなどの感情を表す〝気〟、空〝気〟などの酸素、二酸化炭素、ガスなど）

● **血**　血液と、その中に含まれる栄養素や成分のこと（ヘモグロビンやホルモンなど）

● **水**　リンパ液や汗、尿などの体液のこと（水分、老廃物など）

気・血・水のバランスは正三角形の状態で保たれるので、たとえば、「気だけが極端に少なく、血が極端に多い」ということはありません。**気が少なくなれば血も水も少なくなり、水が増え**

れば気も血も増えるのです。

東洋医学では、血の量が不足することや血の質が悪いことを**「血虚《けっきょ》」**、血が滞っていることを**「瘀血《おけつ》」**といいます。

毎月、生理で「血」の量が大きく変化する女性は、常に血虚や瘀血があると考えられています。特に生理前の1週間は、生理に向けて子宮に血液が集まります。

そのため、肩こりや頭痛、腹痛、便秘、肌荒れなど、瘀血による症状が出やすくなります。

子宮筋腫の患者さんは、明らかに強い「瘀血体質」と考えられています。

また、**過多月経では、血液という〝赤い水分〟が体外に出ていく**ので、出血しているときはもちろんのこと、生理後も、出ていった水分をきちんと補わなければ、体はどんどん脱水傾向になってしまいます。

血液には、体に必要なたくさんの成分が含まれています。そのうちのヘモグロビンと鉄、フェリチンに注目し、それらの数が少ない状態を、西洋医学では**「鉄欠乏性貧血（いわゆる貧血）」**といいます。

細胞に酸素を届けるには、ヘモグロビンと鉄、フェリチンが必要になります。これらがそろわないと、酸素を運ぶスタートラインに立つことすらできません。

また、細胞に酸素を届けるには、酸素が鉄とヘモグロビンと結合する必要があります。この3つが結合しなければ酸素は運ばれません。

しかし、ただ3つがそろえば勝手に結合するわけではありません。結合するには、**「適度な運動」**が必要と考えられます。これらを、効率的に結合させるには、第3章で紹介するようなセルフケア、特に骨盤を動かすセルフケアが重要になります。

ここで注意が必要なのが、過多月経のかたです。

過多月経でヘモグロビンと鉄が大量に不足することで、細胞に酸素が行き渡らない可能性があります。

そのため、**細胞が酸欠の状態になり、疲れやだるさ、息切れ、めまい、頭痛などが起こりやすくなる**のです。

これらの症状があるかたは、ホルモンやせっかく摂取した栄養が、きちんと細胞に届いていない可能性が考えられます。

そのため、過多月経のかたが脱水傾向のまま急に骨盤をたくさん動かすと、筋肉を傷めるだけでうまく結合できず、酸素が効率的に運べない状態に陥ることも考えられます。

たとえ採血データでヘモグロビン値が正常であっても、その値はあくまで「数」を数えたもの。そのヘモグロビンがきちんと酸素や栄養を運んでくれているかどうかの「質」までは、採血データではわかりません。

この**ヘモグロビンの質、つまり、血液そのものの働きを見ているのが、東洋医学の「血虚」**なのです。

生理があるため、女性には「瘀血」があります。それと同様に、毎月出血する、それだけで女性は「血虚」状態となります。

血虚のレベルは、患者さんの自覚症状でわかります。症状があればあるほど、血虚のレベルは重いと考えられます。

そこで、**まずは血虚の状態と今ある症状を改善することが、子宮筋腫を治すために必要な、大切な一歩**となるのです。

私が、これまでに外科手術を行ってきて実感しているのが、術後の患者さんは**「酸素・水分・睡眠だけで体が回復する」**ということでした。

麻酔が効いた状態の患者さんが、眠っているときに取り入れているのは、酸素と電解質（水に溶けると電気を通す物質）が入った点滴だけです。手術内容によっては、その状態が何週間、何カ月と続くこともあります。

しかし、まともな食事をとることができなくても、酸素と電解質が入った水分、そして睡眠だけで、傷と細胞は修復されるのです。むしろ、重症な傷を修復するためには、それらだけで十分で、食事すら負担になる、という状態をたくさん見てきました。実際、私もそうするよう、指示を出してきました。

そのような経験から、酸素・水分・睡眠の重要性を、私は強く実感しています。

血虚を改善し、体の機能を根本から立て直すためには、栄養を「足す」のではなく、まずは「引く」ところから始めましょう。

オーガニック食材よりもまずは「排出力」の強化！

「子宮関連の病気を治すには、何を食べたらいいですか？」

「やっぱり、オーガニックな食材をとったほうがいいんですよね？」

このように、食事に関する質問を受ける機会がとても多いのですが、「大事なポイントがずれているんじゃないかな」と思っています。

当然、明らかに体に害がある食品添加物や農薬は、避けられるのであれば避けたほうがいいでしょう。

しかし、現代の日本で生活するなかで、それはどの程度まで可能なのでしょうか？

わざわざ生産者や製造者のところにまで足を運び、本当に食品添加物や農薬が使用されていないかを毎回確かめる？　現代社会を生き抜く忙しい皆さんに、そんな時間とお金の余裕はあるのでしょうか？

残念ながら、今、世界は空気が汚れ、雨も酸性雨となっています。食品添加物や農薬を使っていなかったとしても、すべての有害物質を生活から除き切るのは、難しくないですか? 水道水の塩素は? 浄水器だから大丈夫? 本当に?

当然、摂取を最小限にするに越したことはありません。しかし、それよりも私は、**多少有害な物を取り入れてしまったとしても、きちんと体の外に出せる「排出力」を高めること**を重視しています。

食品の原材料のチェックなど、自分の外部のことばかりを気にするよりも、排出力という自分の内部に備わった能力に、もっと目を向けてほしいのです。

西洋医学では原因不明とされている子宮筋腫ですが、東洋医学では説明がつきます。

私たちの体は、**「排出力」と、栄養を摂取する「吸収力」のバランスが崩れたら、体内の血液やエネルギーの流れが滞ります。**そのバランスが崩れた状態を積み重ねること、停滞を積み重ねることが、不調や病気の原因になります。

女性の場合、くり返し積み重ねられた排出力の低下が、毎月、血液がたくさん集まる子宮や卵巣に出やすくなるのです。

子宮筋腫になる人は自分責めばかりしている⁉

私は産婦人科専門医として、子宮筋腫の患者さんも数多く診察してきました。その経験からわかったのは、**子宮筋腫ができるかたは、体の排出力が弱っていると同時に、心の面ではひたすら自分を責めてしまう傾向や、物事に対して頑張りすぎる傾向が強く、常に体に力が入っている**、ということでした。

診察中も、「私のせいで」「私がきちんとできなかったから」と反省や後悔の連続。生《き》まじめ、いやクソまじめに、自分のエネルギーをすべて他人のために使っているから、自分自身に向けるエネルギーが減って、すべての巡りが滞っている状態に陥っているように見受けられます。

いわば、子宮筋腫のかたは、**自分が自分に使うエネルギーが不足しすぎることで〝自覚のない瀕死《ひんし》〟の状態**に陥っています。エネルギーを消耗しすぎて、そして、それを積み重ねてきたせいで、体がものすごいダメージを受けているのです。

そんな状態にもかかわらず、子宮筋腫のかたは、自分の頑張りが足りないから、自分が至らないせい……と、毎日のようにひたすら自分を責め続けます。

西洋医学で説明をすれば、「私のせいで」「私なんか」「私なんて」と自分を責めると、自律神経の中の交感神経が優位になります。

自律神経とは、意志とは無関係に血圧や内臓の動きなどをコントロールしている神経で、交感神経と副交感神経で成り立っています。基本的に、心身が緊張しているときは交感神経が優位になり、心身がリラックスしているときには、副交感神経が優位になっています。体温調節やホルモンの分泌を司《つかさど》っているのも、自律神経です。

他人に責められたとき、自然と奥歯を噛《か》み締めて、体に力が入ってこわばり、体が萎縮するような感じになりませんか？　そして、夜、布団に入ってから「私のせいで」と悩み始めた日には、寝つけなかったり、眠りが浅くなったり、うなされたりしますよね。

眠りが浅くなると、呼吸も浅くなります。つまり、酸素がうまく取り込めなくなる

のです。

さらに、自分責めをしたことで交感神経が優位な状態が続き、過剰な力が筋肉に入ります。こうして、血管が収縮して、血液が流れにくくなってしまうのです。他人に責められても自分に責められても、起こる心と体の変化は同じだと考えられます。

本来、睡眠時は副交感神経が優位になるため、筋肉は緩み、血管内にたくさん血液が流れます。そして、適度な血管の収縮により、細胞に酸素や栄養が運ばれることで、体力が回復するはずです。

ところが、**寝ている間もずっと交感神経が優位な状態となると、細胞は酸素や栄養が〝不足〟した状態になり、きちんと回復できなくなります。**ほかの部位の血流は悪いけれど子宮だけはいい、とはならないので、当然、子宮や卵巣の血流も悪化します。

筋肉にずっと力が入った状態が続くと、それ以上血管が収縮することも、弛緩することも難しくなります。筋肉も血管も、弛緩しなければ収縮できず、収縮ができなければ、組織に十分な血液が届きません。

また、老廃物が通るリンパ管は、それ自体が収縮や弛緩をするわけではなく、筋肉

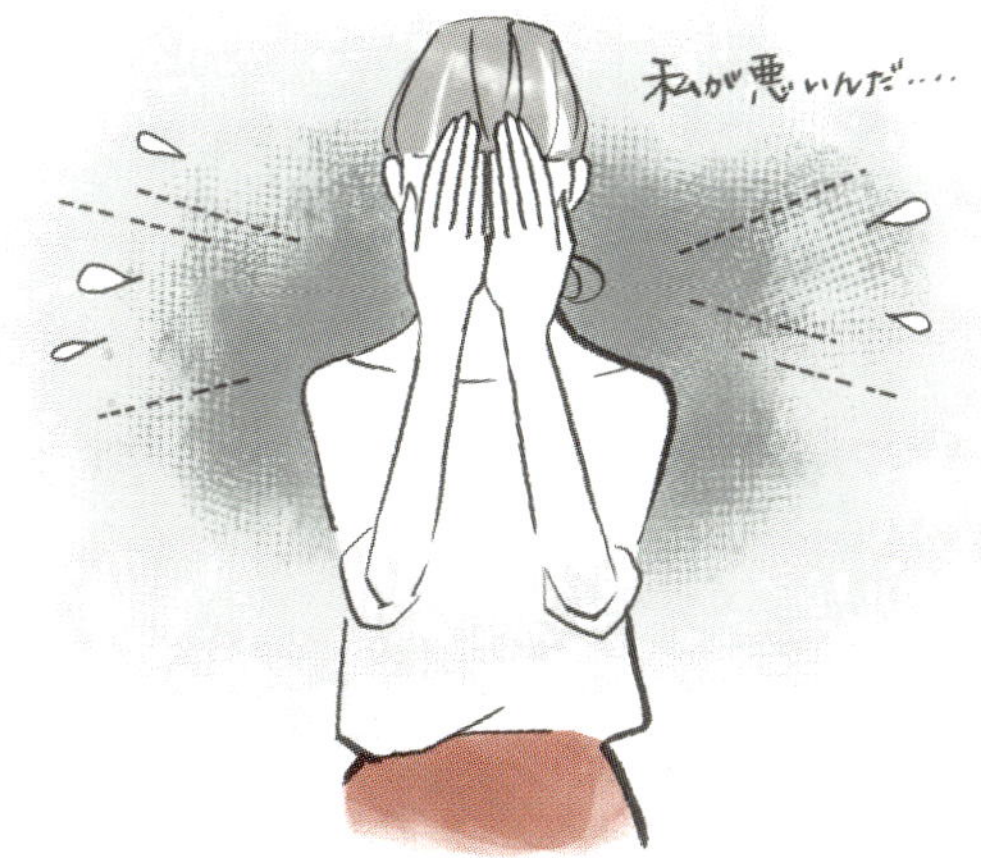

自分責めが老廃物を溜め込んでしまう一因になる

の動きによって流れが左右されます。ですから、筋肉がきちんと弛緩と収縮ができなければ、老廃物も滞ってしまいます。

こうして、うまく排出できずに体内に残ってしまった老廃物が、さまざまな症状の原因になり、ゆくゆくは筋腫となってしまうと考えられるのです。

自分責めは、頭の中で無意識にやっているから、意識しなければ、いくらでもできてしまいます。

一方、他人責めも自分責めも、やっている行為は一緒です。自分だろうが他人だろうが、何時間も責められたら気がおかしくなります。試しに、頭の中で自分が自分に対して思っている言葉を、一度、鏡を見ながらいってみてください。

何秒耐えられますか？　しんどくないですか？　それを今まで頭の中で、どれぐらいやってきたのでしょうか。。。

そこで、子宮筋腫の患者さんに強くお伝えしたいのは、**「まずは自分にいちばん優しくしてください」ということです。他人じゃなくて、まずは自分に尽くして、自分のためにたくさん時間とお金を使ってほしい**のです。

そこで重要となる感情と体との関係については、次項で詳しく解説します。

他人より自分を優先させることが子宮筋腫の改善への第一歩

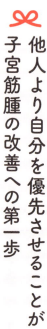

東洋医学でいう「気・血・水」は、それぞれ三位一体《さんみいったい》で動くと解説しました。つまり、**「血」が子宮に集まるということは、血液とともに「気」も子宮に集まる**、ということなのです。

そして、日々溜め込んでいる感情も子宮に集まると、私は考えます。

日々の感情の排出がうまくいかないと、月に1回、全身に散らばっていたはずの感情が一気に子宮に集まる……それが〝筋腫の種〟になります。

生理前に出てくる感情は、自分が1カ月間で溜め込んでいた感情です。PMS（月経前症候群）は、こうして一気に集まり、一気に爆発した感情が表に現れた状態と、私は考えます。

基本的に多くのかたは、生まれたときに、その人にとって最良のバランスで「気・血・水」が巡っていると考えられています。ところが、運動不足や睡眠不足といった生活習慣や悩みすぎなどにより、これらの巡りが滞ってしまいます。

こうした生活習慣が当たり前となった状態から体を立て直すには、体や目に見えるものだけに取り組むのではなく、**心や思考、意識の問題も一緒に取り組んだほうが、結果が出やすい**のです。

東洋医学の視点から見れば、心と体は心身一如《いちにょ》。心がよくなれば体もよくなり、体がよくなれば心もよくなる、と考えられています。このように、私は、心と体を一緒に診ていくことが最短の治療につながる、と考えています。

東洋医学では、人間を含め、自然界にあるすべてのものを5つに分類しています。これを「五行説《ごぎょうせつ》」といいます。

あらゆるものは「木《もく》・火《か》・土《ど》・金《こん》・水《すい》」の5つの要素（五行）に分けられ、それぞれがお互いに影響を与え合うことで季節や天候などが変化し、この世界ができている、と考えられています。

人間の体で五行に対応するのは、「肝《かん》・心《しん》・脾《ひ》・肺《はい》・腎《じん》」の五臓です。五臓は色や味、感情などとも関連しています。

「ショックで頭が真っ白になる」「怒りで青筋が立つ」のように、色を使って感情を表現することがあります。それをまとめているのが「五行色体表《ごぎょうしきたいひょう》」です。

五行色体表

五行	木	火	土	金	水
五臓	肝	心	脾	肺	腎
五腑	胆	小腸	胃	大腸	膀胱
五色	青	赤	黄	白	黒
五志	怒	イライラ、笑喜	思	悲(憂)	恐(驚)
五常	仁	礼	信	義	智
五味	酸	苦	甘	辛	鹹

※五腑は三焦を加えて六腑となる

子宮筋腫は、見た目はスーパーボールのようなしこりです。この表で「白」を見てみると、白は「悲しみ」や「憂い」と関係していると記されています。

私はこの表を見たとき、「これは子宮筋腫の患者さんの傾向に当てはまっている」と思いました。

前述のように、患者さんの多くが「私のせいで」と悲しみ、「私がきちんとできなかったばかりに」と自分を責めやすい傾向にあります。自分だけを責めて、責めて、責めて……「こんなに頑張っているのに」と、自分にも他人にもその頑張りに気づいてもらえない悲しさや寂しさで、どんどん自分の殻に閉じこもっていきます。そして、無意識に自分のマイナス面ばかりを探してしまう、負のループに入りがちなのです。

こうして、**無意識のうちに交感神経が優位になりやすいために、気・血・水すべてが停滞する**、と私は考えます。

また、**子宮筋腫ができやすいかたは、他人ならストレスに感じるようなことも「自分が至らないせいだから」「自分の努力が足りないせいだから仕方ない」と、ストレスとも感じられない傾向にあります。**

そういった「無意識・無自覚」が体にとっていつの間にかストレスとなって蓄積し、それに気づいてもらえていない体の悲しみや憂いが、白いしこりである子宮筋腫として体に現れてきたのだと、私は考えます。

五行色体表を見ると、「白」が表す感情は「悲（憂）」で、臓器のタイプは「肺」。やはり、**悲しみや憂いが強すぎて呼吸が浅くなり、酸欠状態になりやすい**、と読み解けます。さらに、「義」は、**人に尽くしやすい、他人のことばかり考えている**、と表していると考えられます。

こうした感情と体との関係を、五行色体表はまさに説明しているのです。

なぜ、子宮筋腫の患者さんは、そこまでして自分よりも他人を優先するのか？

この「なぜ」の答えを導き出し、視点や思考を変えていけば、他人を気にすることを少しずつやめられて、筋腫の増加・増大を阻止できる、といえるでしょう。

その答えがすぐに出るとは限らないので、まずは**生理期間中、自分の体を何よりも優先してゆっくり、全力で休ませる**ところから始めましょう。

子宮筋腫は、患者さん自身が長い時間をかけて、乱れた生活習慣や悩みすぎを積み重ねてきた結果です。寝ている間に誰かに埋め込まれた結果ではありません。あくまで自分でつくり出したものなので、患者さん自身の力でしかなくすこともできません。

今まで他人に与えてきた、使ってきたエネルギーを自分に使い、少しずつ冷え切った〝筋腫という塊《かたまり》〟を溶かしていきましょう。

すでに大きく成長してしまったら、それ相応に時間もかかりますが、**まだ発見されていない小さな子宮筋腫は、自分で治すこと、消していくことは可能**なのです。

「感情ノート」を記して排出力を高めよう！

ここで紹介したいのが「感情ノート」です。

「心に溜め込んで、しこりを生み出してしまうような感情とは何か」「自分は日ごろ、どんなことを考えているのか、感じているのか、溜め込んでいるのか」を自覚するためのワークです。

頭の中でやり取りするのではなく、一度外側に出して、自分自身で確認することが重要です。「いらない感情」という〝目に見えない老廃物〟を出す効果と、いつも自分が何を感じているのか、何を考えているのかを知るという役割があります。

用意するのは、お気に入りのノートとお気に入りのペンだけです。適当な物ではなく、自分のために、自分が好きなお気に入りの文房具を選んで準備してください。

このノートには、1日の中で自分に起こった出来事について、感じたこと、考えた

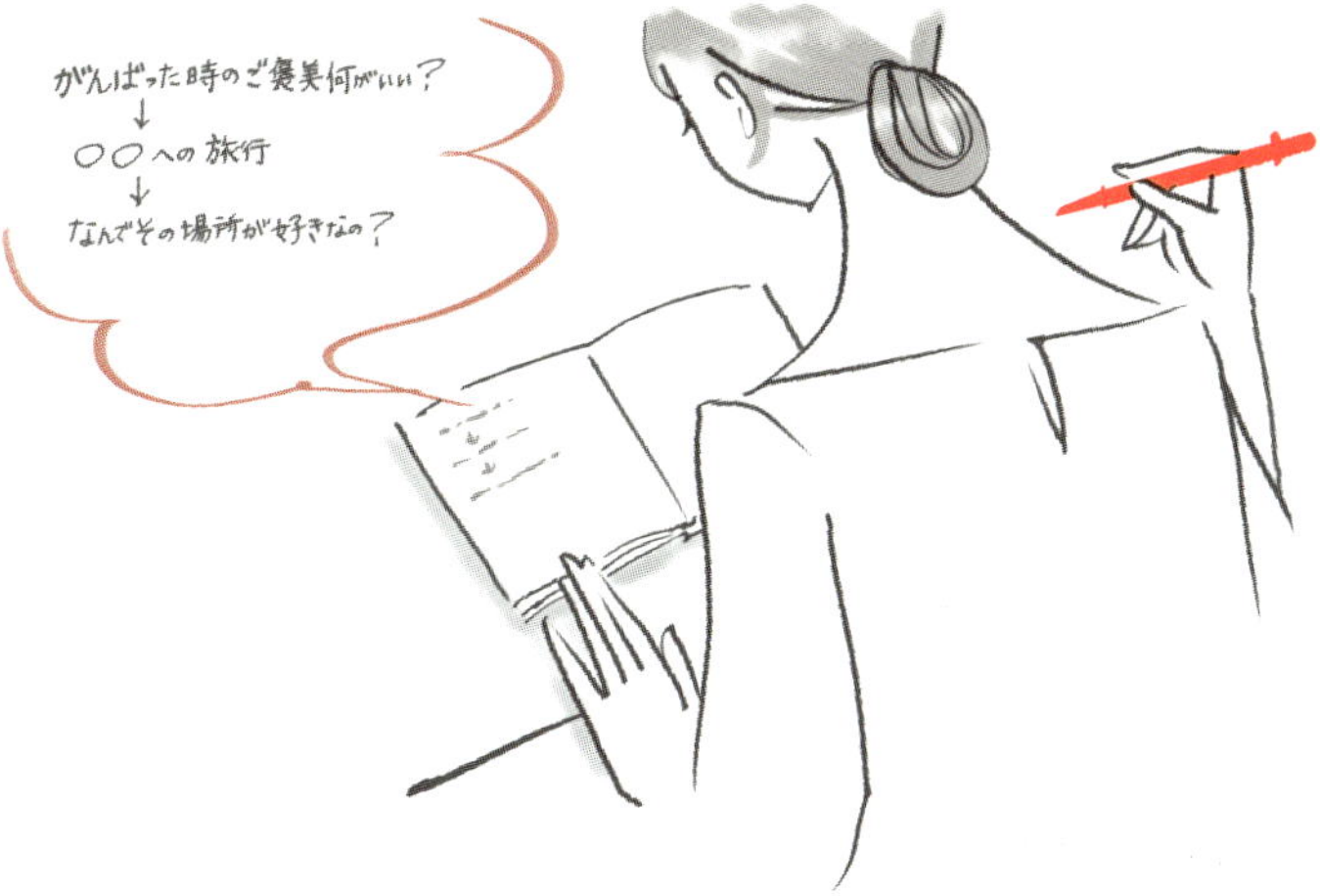
がんばった時のご褒美何がいい？
↓
〇〇への旅行
↓
なんでその場所が好きなの？

「感情ノート」を記して自分の気持ちを客観視しよう

こと、誰かに対して思ったことなどを書き出しましょう。

自分自身の感情を知ることに使っていただくのが、いちばん重要です。

なお、筋腫があるかたは、ネガティブな感情について掘り下げないでください。**あくまで、自分がどんなことを思ったかを知るだけでいい**のです。

前著『子宮内膜症は自分で治せる』（マキノ出版）では、「デスノート」を紹介しました。これは、自分の感情を掘り下げ、なんでそう感じたのか、そう思ったのかを掘り下げていくことで自分の根幹にある感情を知り、浄化・

発散させるワークでした。

しかし、子宮筋腫のかたが最初からネガティブな感情を掘り下げてしまうと、つい自分責めモードに入ってしまう可能性があります。

あくまで自分が感じている、考えている感情を〝知る〟だけ。ここがポイントです。

あえて掘り下げるのであれば、「頑張ったときのご褒美は何がいい？」「されてうれしいことは何？」など、思いつく願望をたくさん書いてください。形ある物だけではなく、「ありがとう」という感謝の言葉や笑顔など、なんでもかまいません。

そして、「なんでそれが好きなのか？」「なんでうれしくなるのか？」など、「なんで？」という言葉を使って自分に問いかけて、理由をたくさん挙げていきましょう。

子宮筋腫の患者さんは、**「尽くし上手の受け取り下手」**ともいえます。

自分から他人に対しては、無理なことでもやってあげるのに、お礼をいわれると、「いやいや私なんて」と謙遜したり、「本当にあれでよかったのかな？」「もっとやってあげられることはあったのに」と、逆に自分を責めたりしがちです。

そのため、「私は自分に、他人に、何をしてもらったらうれしいのか?」が、自分でもわからなくなってしまっているのです。

感情ノートは、ネガティブな感情の可視化にも使えるのですが、**子宮筋腫の皆さんには、まずは、自分の心の奥底にある「うれしい」「楽しい」というポジティブな感情を外側に出して、確認していただきたい**とも思っています。

つい「いやいや、私なんて」という気持ちが湧くかもしれませんが、今はあなた一人です。その気持ちはひとまず置いておいて、書くことだけに没頭してください。

感情ノートで「うれしい」「楽しい」を可視化していくと、日常生活の中でもうれしいことや楽しいことに、自然と目が向くように変化していきます。そうなれば、多少の嫌なことがあっても、受け流せる心の排出力が強くなっていきます。

同時に、心だけでなく、体の緊張もほぐれて楽になります。こうして**血流がよくなっていき、子宮筋腫の元凶となる老廃物を押し出す、体の排出力も強くなる**のです。

生理痛や過多月経が消えた先に子宮筋腫の改善が待っている

子宮が温まれば、酵素がきちんと働いて、不要になった子宮内膜をスムーズに排出できます。そうすれば、新しい子宮内膜もスムーズにつくられるようになって、生理トラブルが解消するだけでなく、妊娠しやすい状態に体が整っていきます。

このように、**不要な物質を体外に出す排出力をつけたら、体の中の循環がよくなっていき、必要な物質を取り込む吸収力も高まる**わけです。

どんなに体にいいといわれる高級品を取り入れても、吸収できる状態が整っていなければ、細胞には届きません。いくら高級家具を買っても、汚部屋に置いたら意味がないですよね（笑）。まずは、いらないものを出すことが先です。

東洋医学でいえば、気・血・水が巡ることで、心と体のバランスが保たれます。

これらがスムーズに巡るようになれば、肩こりやだるさ、頭痛、吐き気、めまいといった不快な症状や、生理痛、過多月経が消えていきます。そして、子宮筋腫のしこりも、体から消えていくと考えられます。

そこに行き着くまでには、相当な時間がかかります。筋腫だけを先になくすというのは、さすがに無理があります。**今ある不快な症状をなくしたその先に筋腫が変化していく**、という順序があるのです。

つまり、**気・血・水を巡らせるセルフケアは、さまざまな不快症状をなくすだけでなく、子宮筋腫も治していくことにつながります。**そういったさまざまな症状をなくしていくことが、妊娠に向けた心と体の準備にもつながるわけです。

妊娠を希望する場合は、自分のエネルギーを増やし、自分の体の余力、つまりキャパをつくることが大切です。

妊娠とは、自分の体で一人、もしくはそれ以上の人を育てていくことです。自分だけで手一杯なかたに、そんな余力はありませんよね? まずは、自分に余力を蓄えていかないとそんな余裕はできません。

そのためには、自分を責めたり、不安になったりすることにエネルギーを使いまくるのはやめましょう。

ちなみに、「経過を見る」とは、自分の生活の中で「これをしたらこうなった」「これをやめたらこうなった」など、自分の行動一つひとつに対して変化を見て、それを続けるかどうか検討していくことを指します。

子宮筋腫の場合、3カ月から6カ月、6カ月から1年と、その間に取り入れたこと・やめたことで、筋腫や体がどう変化したかを見る必要があります。**「経過観察」と「放置」は、全く別物**なのです。

自分の不調をなくす、子宮筋腫を自分で治す、妊娠する、となると、正直、やることがいっぱいです。毎日がとても忙しく、他人にエネルギーを注ぐ余裕や、不安になったり自分を責めたりしている時間なんて、すぐになくなるのです。

1日は24時間しかありません。そのうちの8～10時間を仕事や家事などに充てているとしたら、残りの14～16時間は自分のためだけ、**自分の体の立て直しのためだけに、目一杯使ってほしい**と思います。

第3章

子宮筋腫を自分で治す セルフケアのやり方

子宮筋腫を治すなら まず「肺で呼吸」をしよう！

この章では、子宮筋腫を〝治す〟ことにつながる7つのセルフケアを紹介しますが、その前に、重要な**「呼吸」**についてお話しさせてください。

皆さん、きちんと呼吸ができていますか？

「生きているんだから、誰だって普通に呼吸はしている」と思うかもしれませんが、実際は、十分に吐いたり吸ったりすることができていない場合も、少なくありません。

「息をする」と「呼吸をする」は、実は全く違うのです。

昨今、感染症対策でマスクの着用が一般的になってきましたが、**「マスクを着けていても全く息苦しさを感じない」というかたは要注意**です。

マスクで鼻や口が覆われると、空気の出入りが制限されるので、息苦しくなるのが当たり前といえます。それを感じないということは、知らないうちに普段の呼吸が浅くなり、「ただ息をしているだけの状態」になっている可能性が高いのです。

呼吸が浅いということは、知らないうちに慢性的な酸素不足の状態に陥っていることになります。

さらに、慢性的というのは、毎日少しずつ、体はじわりじわりとその状態でやりくりしようと慣れてしまっている状態です。ですから、当の本人は、自分が酸素不足だという自覚がないまま、症状だけが悪化してしまうのです。

酸素不足による頭痛やイライラ、眠気、だるさといった症状は、少しずつ進行していきます。

こうして、本人にとって酸欠状態が当たり前になると、気づいたときにはどんな薬も効かなくなります。そもそも酸素が足りないことが問題なので、薬を飲んでもなんの解決にもなりません。

ちゃんと呼吸をすること。

これが基本であり、まず着手すべき治療なのです。

呼吸で十分に酸素を取り入れられなければ、赤血球のヘモグロビンと結びつく酸素の量が減ってしまいます。すると、全身の細胞に運ばれる酸素の量も減ってしまい、あらゆる組織や器官の機能が低下します。

他の組織には酸素が行き届かないけど、子宮や卵巣だけが酸素で満ちあふれているなんてことは、あり得ないですよね？　当然、子宮や卵巣の機能も低下します。

多くのかたが、子宮に関係する病気を、子宮や卵巣だけの問題、下半身や骨盤の問題ととらえたり、そちらにばかり意識が行ったりしがちです。

しかし、もともと私たちは、受精卵という1つの細胞が分裂したことで、この体が形づくられています。どこかから持ってきた部品をつなぎ合わせてつくったわけではありません。

だからこそ、「ここだけが悪い」とはならないのです。**どこかの具合が悪ければ、全部が悪い。臓器別に病気をとらえるのではなく、全身を診て、体ごと立て直していく**

必要があるのです。

昨今、世の中では「呼吸」といえば「腹式呼吸」が定着していますが、**酸素を体に取り込む際に必要なガス交換を行っているのは、あくまでも「肺」**です。

鼻から酸素を吸いながら胸郭《きょうかく》（胸を形成するかご状の骨格）を広げて、胸を開きながら肺に酸素を送る。そして、そのあとにおなかを凹ませて横隔膜《おうかくまく》を押し上げることで、二酸化炭素を限界まで吐き切る。

こうして、ちゃんと肺の機能を使って吐き切らないと、必要な酸素を十分に取り込むことができません。

ちゃんと呼吸をするだけで、上半身の主な筋肉を動かすことになります。きちんと肺で呼吸ができていれば、肩こりすらなくなるはずなのです。

そして、肺で呼吸できるようになると、血液とリンパ液の流れがよくなります。すると、二酸化炭素だけでなく、ほかの老廃物も、きちんと排出することができるのです。

東洋医学では、大気から「清気《せいき》」を取り込むことで、体内で気《き》をつくり出し、それを巡らせ、老廃物である「濁気《だくき》」を吐き出す一連の流れを「呼吸」といいます。

その働きを担っているのが、五臓のうちの肺です。**当然、肺が弱まるということは、排出力も低下していることになります。**

そして、77ページで紹介したように、「五行色体表《ごぎょうしきたいひょう》」によると、子宮筋腫の色である白の欄の五臓は「肺」です。そして、五志が「悲（憂）」、五常が「義」となっています。これらは、子宮筋腫になりやすいかたが溜め込みやすい感情を表しています。

「こんなに頑張っているのにうまくいかないのは、まだまだ頑張りが足りないからだ」

「うまくいかなかったのは、私が至らなかったからだ」

「何がいけなかったのかな？　きっと私がいけないんだ」

「私が頑張ればなんとかなる」

これが行きすぎると、「こんなに頑張っているのに、なんで私ばっかり……」に変わり、知らず知らずのうちに、体は悲しみや寂しさであふれていきます。そして、いつの間にか、全身に過剰な力が入ることで、どんどん呼吸が浅くなってしまいます。**呼吸が浅くなれば、睡眠も浅くなる。深い睡眠が得られなければ、体の回復は得られない。そんな負のループを、そろそろ断ち切りましょう。**

子宮筋腫の患者さんをはじめ、生理痛や過多月経《かたげっけい》（経血の量が異常に多い状態）、下腹部や腰の痛み、頭痛、イライラなどといった不調に悩まされているかたは、まずいったん、普段の呼吸を見直して、ちゃんと丁寧に呼吸することを心がけましょう。

では、7つのセルフケアを順にご紹介しましょう。

セルフケア①

肺呼吸ストレッチ

報告されている効果

●肩こりが楽になった　●体がすぐに温まった　●一度の呼吸が深くなった

期待される効果

●血液やリンパ液の流れの改善（特に上半身）　●頭痛の改善　●肩こりの改善　●不眠の改善　●背中のたるみの改善

老廃物の排出に関連する大きなリンパ節が、胸部にあります。腹式呼吸では、肩周りや胸、背中の筋肉をあまり動かさないため、リンパ節が刺激されにくく、排出力のアップにはつながりません。

そもそも、二酸化炭素と酸素の交換を行っているのは肺であって、おなかを膨らませたり凹ませたりする腹式呼吸は、肺には直接的に関係していないのです。

ですから、**呼吸は肺を使うことを意識して、肺周囲の筋肉をしっかりと動かすようにしましょう。それに最適なのが「肺呼吸ストレッチ」です。**

準備体操のやり方

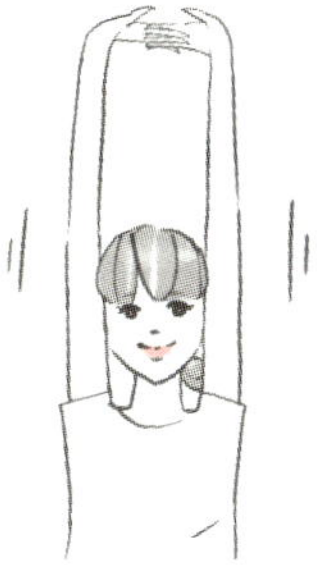

❶両腕を上げて、頭の上で両手を組んでから手のひらを上に向ける

※腕が耳の後ろ側に来るようにする

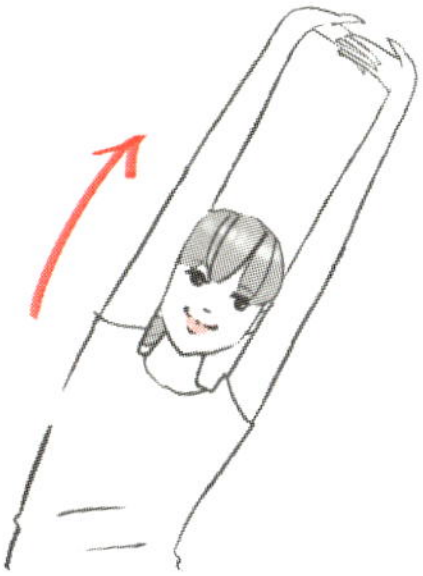

❷両手を左上に伸ばし、右わきを３秒ほど気持ちよく伸ばす

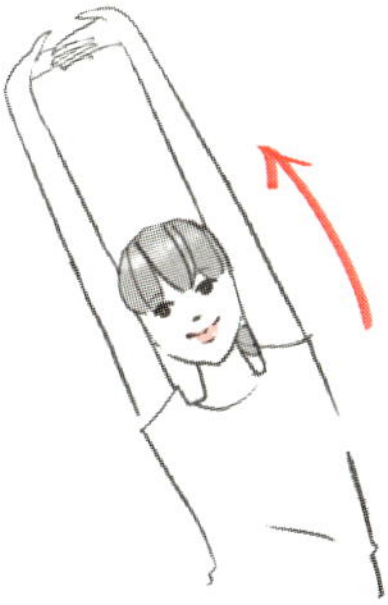

❸両手を右上に伸ばし、左わきを３秒ほど気持ちよく伸ばす

イメージ呼吸のやり方

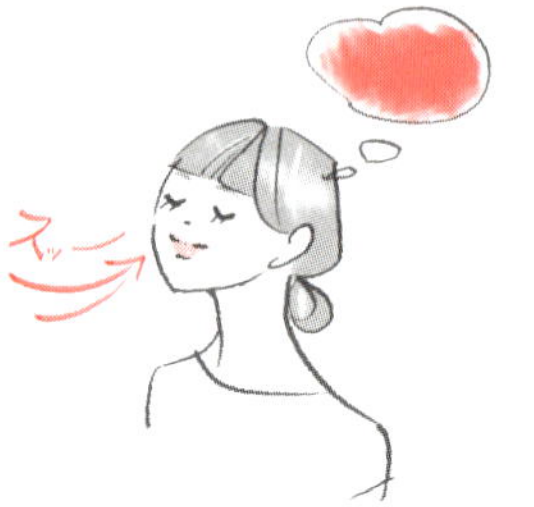

❶黒色を除く自分の好きな色を思い浮かべ、「目の前の空気に含まれる酸素は、好きな色をしている」とイメージして、肺がパンパンになるまで、鼻からゆっくり息を吸い込む

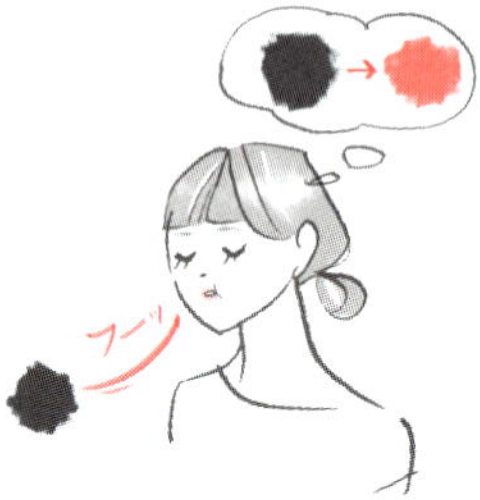

❷体内に溜まっていた黒い物をすべて、好きな色の酸素に置き換えるようなイメージをして、黒い物をすべて排出し切るように、口から息をゆっくりと吐き切る

肺呼吸ストレッチのやり方

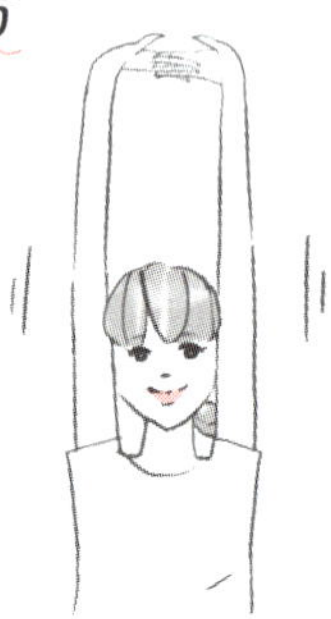

❶両腕を上げて、頭の上で両手を組んでから手のひらを上に向ける

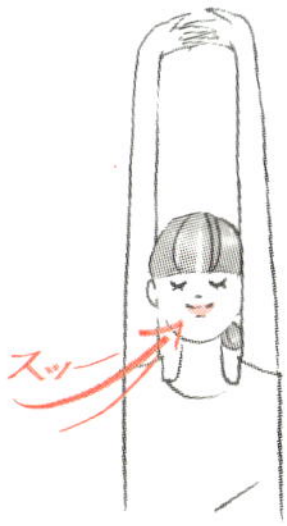

❷胸を広げながら、鼻からゆっくり息を吸い込み、肺を膨らませる

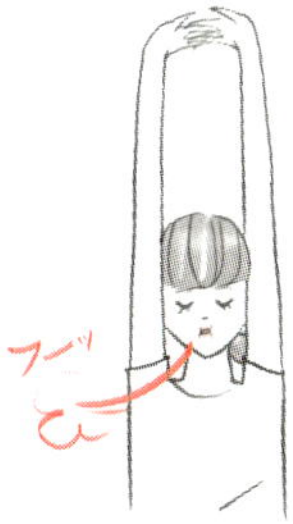

❸口から息をゆっくり、長く吐き出し、息を吐き切る

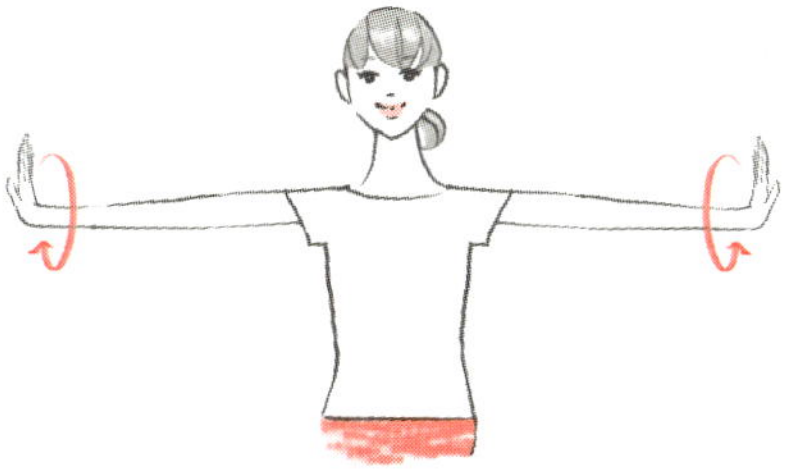

❹両腕を肩の高さまで下ろして左右に伸ばし、手のひらを広げ指先を上に向け、前から後ろに円を描くように手のひらを10回ほど回す

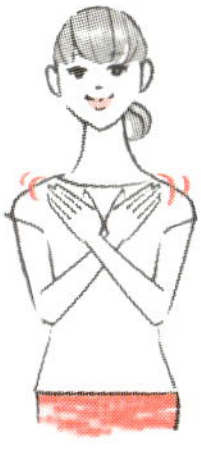

❺両腕を下ろして数回肩を回したあと、両腕を胸の前で組み、違和感や痛みがあるところに手を当てて、優しくさすってほぐす

「肺呼吸ストレッチ」を行う前に、「準備体操（97ページ参照）」と「イメージ呼吸（98ページ参照）」を行ってください。

準備体操を行うだけでも、肩や胸の周囲の筋肉がほぐれて、呼吸が深くなります。そして、イメージ呼吸ができるようになったら、「肺呼吸ストレッチ」に取り組みましょう。

イメージ呼吸は、仕事に集中して息が詰まった後などに、1回でもいいので試してください。また、「骨盤ストレッチ（左ページ参照）」を行う前や、寝る前に3回程度実践すると、体が温まり、深い睡眠を得やすくなります。

肺呼吸ストレッチは、パソコンやスマホを長時間操作した後に行うと効果的です。この呼吸法を実践した患者さんや講座参加者の皆さんからは、**「体がすぐに温まる」**という感想をいただいています。

肺呼吸ストレッチを丁寧に取り組めば、肺が目いっぱい使われるので、1回行っただけで息苦しさを感じられると思います。私は肺呼吸ストレッチを3回やっただけで、「これは、苦しくて死にそう！」と感じます。

逆をいえば、**「何回でも肺呼吸が楽にできる」というのは、きちんと息を吐き切っていないという証拠。**まずは、準備体操とイメージ呼吸をしっかりと行ってください。

最終的には「膣《ちつ》トレ」をしながら肺呼吸ストレッチができれば理想的です（詳しくは109ページ参照）。**膣を締めながら行うと、体が温まる効果が倍増します。**

セルフケア②

骨盤ストレッチ

報告されている効果

●生理痛が軽くなった ●経血の量が減った ●下腹部の痛みが解消した ●腰痛が解消した ●体がすぐに温かくなった ●便秘や下痢をしなくなった

期待される効果

●骨盤のゆがみの改善　●老廃物の排出促進　●妊娠しやすくなる

「骨盤ストレッチ」は、骨盤を動かして血流をよくする運動です。全身の筋肉がほぐれ、骨盤の開閉がスムーズになるので、**生理前後に起こる腰痛も改善します。**

左右でやりやすさに差を感じるときは、やりにくいほうの骨盤のゆがみがひどい証拠です。

骨盤ストレッチで骨盤のゆがみをなくすと、子宮や卵巣、腸の位置が元に戻ります。また、それぞれの臓器の血流が回復することで、冷えも改善されます。

こうして、**子宮や腸が温まることで、子宮内の酵素や常在菌（子宮内フローラ）の働きがよくなるうえ、子宮の収縮もスムーズになることで、生理痛や過多月経も改善していく**のです。

寝て行う骨盤ストレッチのやり方

あおむけになり、肩を動かさないように注意しながら、足を交互に長くするように「右側の骨盤を上げる（頭のほうへ動かす）」「左側の骨盤を上げる」動作を10回ほどくり返す

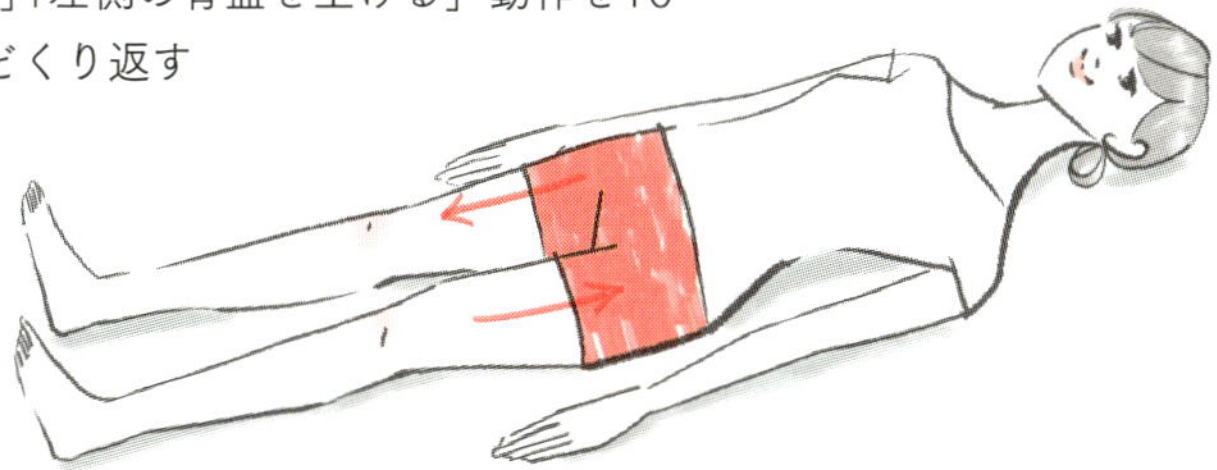

座って行う骨盤ストレッチその1 のやり方

❶背すじをまっすぐにして、ひざが90度に曲がるようにイスに座り、足の裏全体をしっかりと床につける
❷両足をそろえ、両足の内くるぶしと、両足のひざの内側をくっつける
❸しっかりかかとを床につけたまま、肩を動かさないように注意して、ひざを前後にすり合わせるように10回ほど動かす

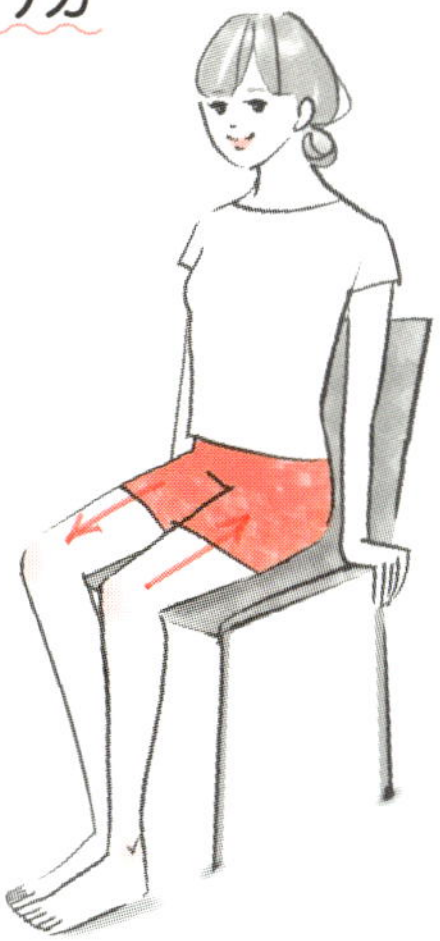

座って行う骨盤ストレッチその2　のやり方

❶背すじをまっすぐにして、ひざが90度に曲がるようにイスに座り、足の裏全体をしっかりと床につける

❷両足をそろえ、両足の内くるぶしと、両足のひざの内側をくっつける

❸しっかりかかとを床につけたまま、骨盤の右側と左側を交互に持ち上げるように10回ほど動かす

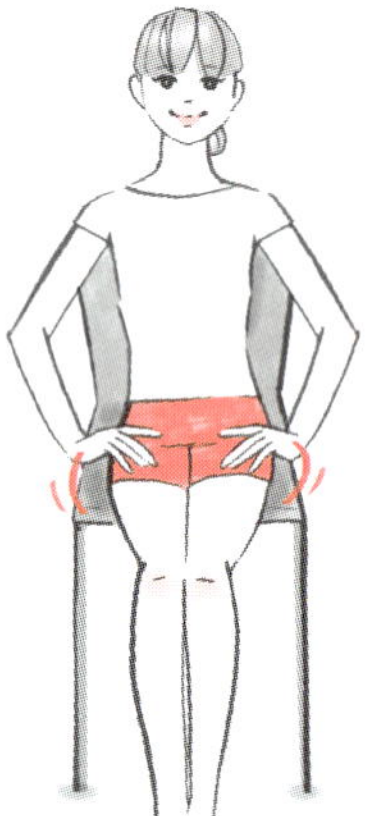

❹慣れてきたら「右肩を下げながら、右側の骨盤を上げる」「左肩を下げながら、左側の骨盤を上げる」動作を交互に10回ほどくり返す

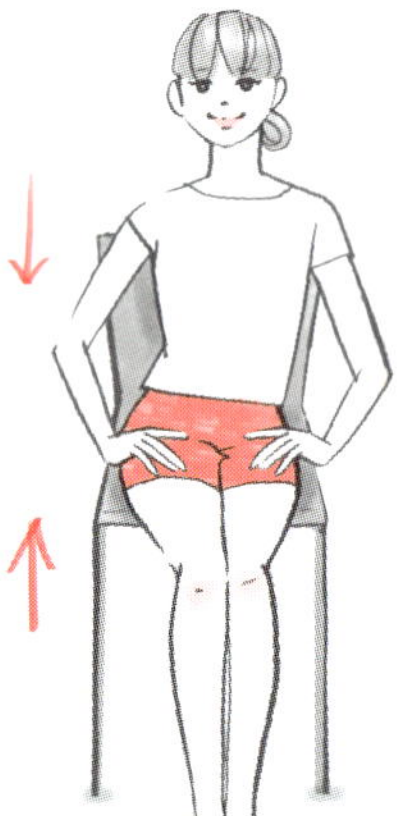

※骨盤だけを動かし、背中が左右に揺れないように注意すること

血流がよくなることで、子宮筋腫が大きくなることを懸念するかたがいらっしゃいます。しかし、老廃物を排出するには、血流をよくするしかありません。

そこで、**子宮に与える〝無駄な栄養〟を減らすことが必須**になります。

その栄養とは何か？　それが、五行色体表で示した**「不安や自分責めをしている時間」**です。

無駄な栄養を減らしながら、血液やリンパ液の流れをよくして、より老廃物の排出を促す……この意識が、子宮筋腫の改善につながります。

「寝て行う骨盤ストレッチ」は、朝起きたときや夜寝る前、布団に入ったときに行うといいでしょう。特に、寝る前に行うことをお勧めします。

人間は、寝返りを打ちながら疲れを取ったり、骨盤のゆがみを治したりしています。就寝前に骨盤ストレッチで骨盤周りの筋肉を緩めておくと、寝ている間に骨盤矯正がスムーズに行われます。

なお、「座って行う骨盤ストレッチ」を行う際は、足の裏が床から離れたり、両足がそろっていなかったり、体だけで骨盤を持ち上げたりしないでください。効果が半減します。

また、過多月経のかたや脱水傾向のあるかたは、軽く水分を摂取し、肺で深呼吸してから、ゆっくりと、少ない回数から行うようにしてください。

セルフケア③

膣トレ・

報告されている効果

●生理痛がなくなった　●経血の量が減った　●膣の締まりがよくなった　●性交痛がなくなった　●冷え症が改善した　●尿漏れが改善した　●5kgやせた

期待される効果

●カンジダ症（真菌が性器に増殖して起こる炎症）の予防　●子宮脱《だつ》の予防

「膣トレ」とは、膣の筋肉を鍛えるトレーニングです。来院した患者さんだけでなく、私が開催している講座の受講者からも、**「子宮筋腫による生理痛などのつらい症状が和らいだ」**という報告が届いています。

膣トレはいわゆる「骨盤底筋群《こつばんていきんぐん》（骨盤の底にある筋肉の総称）トレーニング」の一種といえますが、一般的なやり方とはポイントが異なります。

骨盤底筋群には、尿道の周りを囲んでいる尿道括約筋《にょうどうかつやくきん》、膣の周りを囲んでいる膣括《ちつかつ》約筋《やくきん》、肛門《こうもん》の周りを囲んでいる肛門括約筋《こうもんかつやくきん》があります。これらの筋肉は8の字状でつながっています。

そのため、一般的な骨盤底筋群トレーニングでは、「肛門を締めましょう」「排尿を我慢するように尿道を締めましょう」と指導されているわけですが、正直、それでは膣括約筋を効果的に鍛えられません。

どの筋トレでもそうですが、トレーニングの基本は、**「鍛えたい筋肉がどこにあるのかを、自分で認識すること」が重要**です。ですから、膣括約筋がどこにあるのかを自

膣トレのやり方　入門編

❶フェイスタオルを１枚用意し、縦半分に折ってから、横の端からクルクルときつく巻く

❷服の上から、巻いたタオルを会陰《えいん》（股）に当てて、イスに座る

❸タオルに当たった部分を意識しながら、タオルをはさむような意識で、会陰にクッと力を入れる

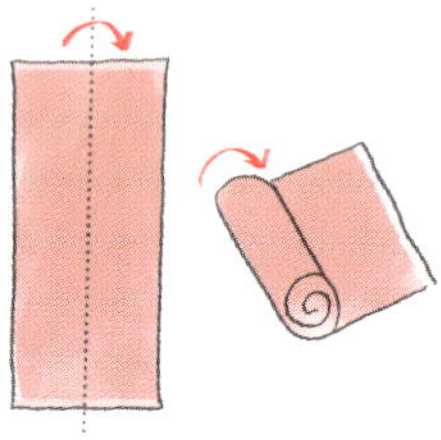

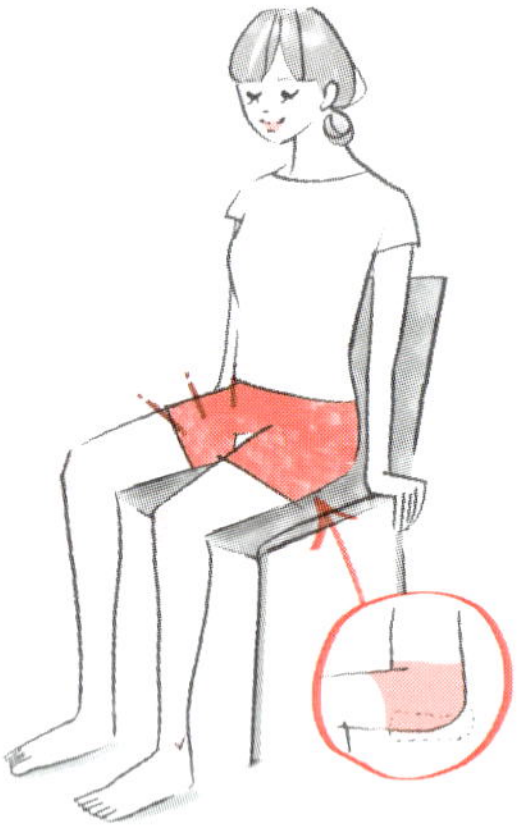

これを1日1回以上行い、
自分のペースに合わせて続ける

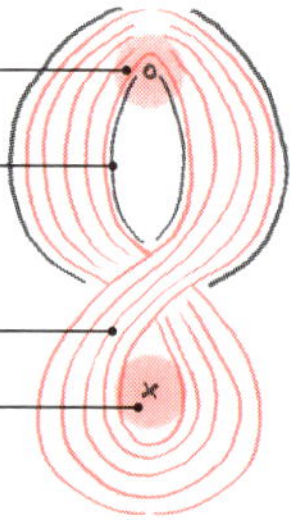

膣括約筋の下にタオルを当てることで、その位置を認識することができる。自分のペースで毎日鍛えれば、次第にタオルがなくても膣括約筋を意識できるようになる。

膣トレのやり方 本編

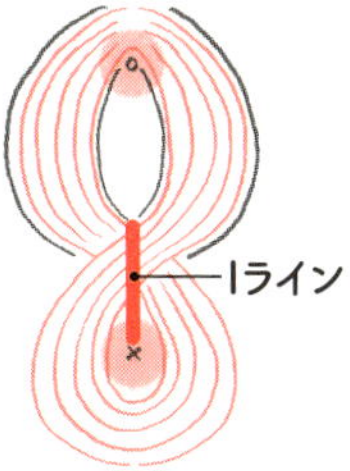

1. 肛門に力を入れてグッと締め、肛門と会陰の間のＩラインもしくはＹラインのあたりがクッと動く感覚を探す
2. 1のＩラインがクッと動くことを感じながら、肛門に力を入れる動作を何回かくり返し、クッと動くＩラインの範囲が、Ｙライン、Ｏラインと、膣括約筋が意識できる範囲を肛門から尿道のほうへ徐々に広げていく

これを1日1回以上行い、
自分のペースに合わせて続ける

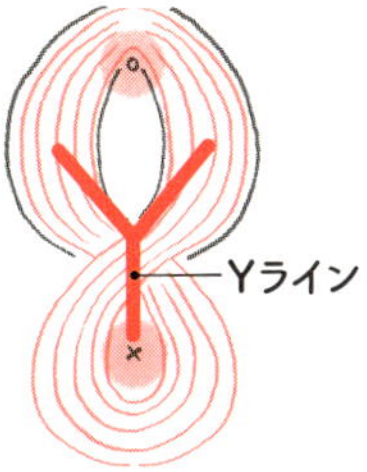

※電車の中や、テレビを見ている最中などに、こっそりと膣トレを行うとよい
※同時に「肺呼吸ストレッチ（95ページ参照）」も行うとより効果的

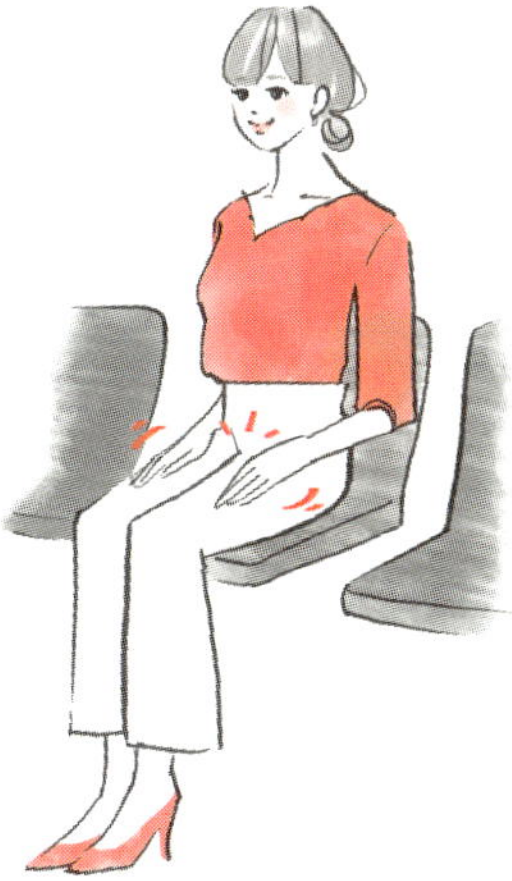

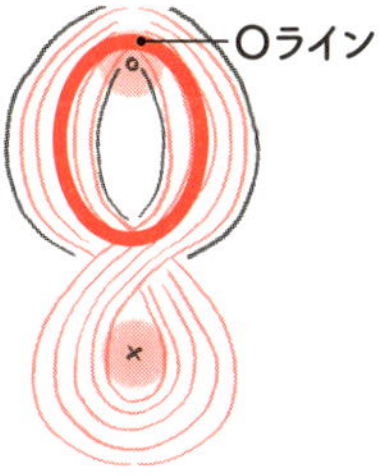

分自身で知らなければ、鍛えることなどできません。

そこで、**膣トレを行うときは、鍛える位置を意識することが何よりも重要**です。

とはいえ、正直、きちんと意識できていれば、そもそもこの本を手にとってはいないですよね（笑）。実際、「膣括約筋って、ピンと来ません」とおっしゃり、はじめはなかなか意識できないかたも多いのが現状です。


そこで、まずは入門編として、**タオルを会陰《えいん》（股）の下に当てて、膣括約筋を意識することから始めてみてください。**

きちんと行えば必ず意識できるようになるので、諦めずに、毎日ちょっとずつ意識する習慣をつけましょう。


膣トレについては、自分が思い出したときに、負担がない程度で行いましょう。慣れてきたら徐々に回数を増やします。

個人差はありますが、**だいたい1カ月くらいで会陰の半分あたりまで意識して動かせるようになり、だいたい3カ月くらいで、肛門から尿道あたりまでの全範囲を意識**

して動かせるようになります。

最近では、比較的若いかたや出産歴がないかたでも、子宮が膣内に下がってしまう「子宮脱」になるかたが増えていると感じます。子宮脱は、骨盤のゆがみや筋力の低下が原因で起こり、進行すると、立ったときに膣の外に子宮が出てくる場合もあります。

子宮脱に年齢や出産歴は関係ありません。**1秒でも早く膣トレを始めて、未来の自分のために、しっかりと膣括約筋を鍛えていきましょう。**

セルフケア④
会陰マッサージ

報告されている効果

- 外陰部のたるみが軽減した
- 膣トレ後の筋肉痛が軽減した

期待される効果

●膣と子宮の冷えの改善

子宮筋腫の手術を受けたかたや、帝王切開、経膣分娩《ぶんべん》で会陰が裂傷して膣を縫われたことがあるかたにお勧めしているのが、「会陰マッサージ」です。

会陰をマッサージして血流をよくすると、膣、ひいては子宮を温めることにつながります。

東洋医学では、気は「経絡《けいらく》」というルートを流れていると考えられています。そして、子宮（胞宮《ほうきゅう》）は任脈《にんみゃく》という経絡とつながっています。この、任脈の始まりにあるのが「会陰」というツボなのです。

鍼灸《しんきゅう》院に行っても、この経絡やツボを施術してもらうことは難しいですよね（笑）。せっかく鍼灸院に行って背中やおなかの経絡の施術をしてもらっても、そもそも始まりである会陰が滞っていたら、効果が軽減してしまいます。

このように、**他人に触れてもらうことがなかなかできない場所だからこそ、自分で自分のためにしてあげてください。**

会陰マッサージのやり方

人さし指から小指まで4本の指を会陰に当てて、
10回ほど円を描くように優しくマッサージする

※服の上から、あるいは入浴時に行う

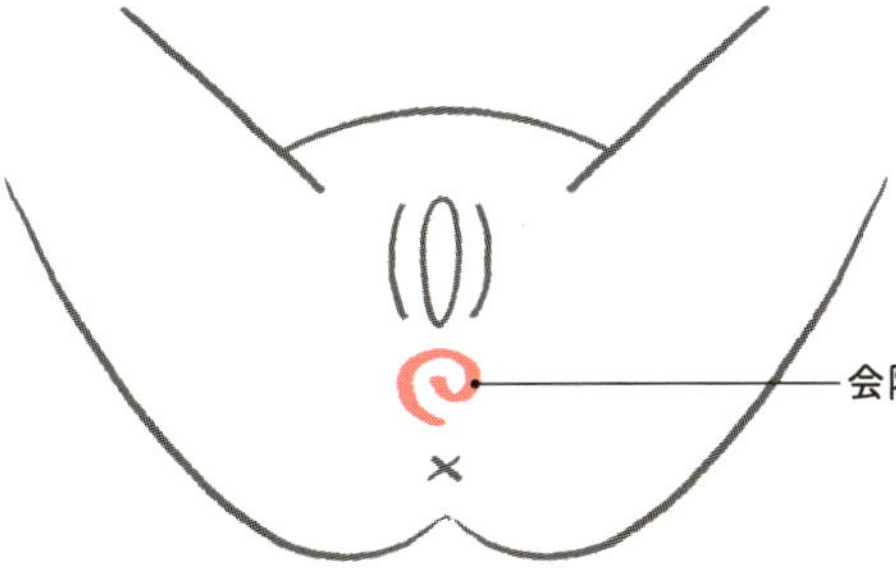

会陰マッサージは、会陰を刺激することで子宮の気や血の巡りを改善し、流れをよくすることで老廃物の排出を促します。流れをよくすることが老廃物を溜め込まない、子宮筋腫を大きくしないためにも、とても重要です。

子宮筋腫を大きくしないことができなければ、なくす、治すことにはつながりません。ですから、まずは大きくしないことを目指しましょう。

特に、出産時に会陰を切開したり、縫合したりしているかたは、その部分が出産前に比べて、組織が痕《あと》となって残り、固くなっています。そのため、血流が悪く、以前に比べて、その部分だけ感度が低下している状態になっています。これを放置しておくと、組織の萎縮を助長したり、たるみの原因になったりします。

骨盤内や会陰の手術をしたということは、たくさんの血管や神経を切断しているということです。ですから、ある程度再生したとしても、元の状態に近づけるには、サポートが必要となります。

今からでも遅くはありません。会陰マッサージで血流を増やして、ふっくらした組織をよみがえらせましょう。

セルフケア⑤

膣マッサージ

報告されている効果

●性交痛がなくなった　●たるみがなくなった

期待される効果

●膣と子宮の冷えの改善

私は、基本的に**「膣トレ」「会陰マッサージ」「膣マッサージ」は、3つで1セット**だと考えています。

膣トレは、膣の筋肉を鍛えるセルフケアですが、特に私が重要視しているのは、**力を入れて〝締める〟のを意識すること**です。

膣トレは膣の筋トレなので、やりすぎれば筋肉痛にもなりますすし、水分をとらずにやり続ければ、筋肉を傷めます。

一方、会陰マッサージは膣トレと比べて、〝ほぐす〟ことを重要視しています。まずは、固くなっている筋肉や組織を一度ほぐして緩めなければ、効果的、効率的に筋肉を収縮させて鍛えることが難しくなります。

ただ単に膣トレだけを行うのでは、筋肉がこり固まってしまう可能性があります。

ですので、**鍛えたらほぐしましょう。この流れは、最小限で最大限の効果を出すために必須となります。**

そして、**膣マッサージは、組織を〝伸ばす〟ことを重要視し、膣にしなやかさを出すことを目指しています。**

膣にしなやかさを持たせることで、分娩時に会陰が切れることを予防したり、大きなサイズの男性器を受け入れやすくなったり、久々の性交渉でも痛みを軽減することなどにつながります。

さらに、自分の膣の温度を感じることで、自分の状態を自分で知ることができます。

なお、膣トレをやりすぎて筋肉痛になったときには、代わりに膣マッサージと会陰マッサージを行うといいでしょう。

締める
↓
緩める

膣マッサージのやり方

膣に小指を入れて、膣の上部を時計の0時とした場合に、5時の方向と6時の方向、そして7時の方向に、入り口を広げるように数回動かす

※入浴時に行うのがお勧め

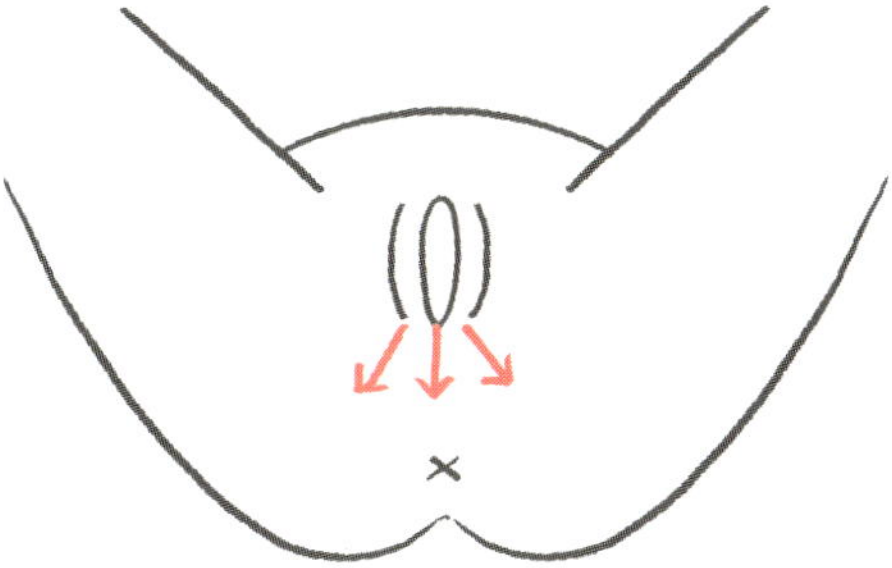

伸ばす ←

私は、この流れが筋肉を育てるうえで重要だと思い、皆さんに伝えてきました。

「今すぐ筋腫をなくしたい」と焦る気持ちもわかりますが、一気によくするということは、一気に状態が変わることであり、一気に悪くなる可能性もあります。

筋腫はよくなったけど体調が悪い。

筋腫はなくなったけど普通には動けない。

体には、よくなるにも悪くなるにも、段階が必要です。地味で時間がかかるようなことが、実は最短になる場合があります。まさに「急がば回れ」です。

しかし、「こんなことでよくなるわけがない」と、続けられないかたもいます。

不満を口にするよりも、まず試して、続けてみてください。子宮筋腫を治すためには、まずはスタートラインに立たないと始まりません。

セルフケア⑥

胸鎖乳突筋はがし

報告されている効果

- 体がすぐに温かくなった
- 顔のむくみとたるみが取れた

期待される効果

●肩や首のコリの改善　●頭痛の改善　●老廃物の排出促進

胸鎖乳突筋《きょうさにゅうとつきん》は、耳の下から鎖骨に向かって斜めに付着している、首周りの筋肉です。首を曲げたり回転させたりするときに使われます。**この筋肉の近くには、鎖骨上リンパ節や浅頸《せんけい》リンパ節、深頸《しんけい》リンパ節など、重要なリンパ節があります。**

胸鎖乳突筋が硬くなると、血液やリンパ液の流れが悪くなり、老廃物を排出する力が低下してしまいます。特に、パソコンやスマホを長時間使うかたは、この筋肉が硬くなっているので、要注意です。

リンパ管は、筋肉を動かして鍛えることでしか流れがよくならないため、**胸鎖乳突筋は、老廃物を排出するために重要な筋肉**といえます。

ちなみに、胸鎖乳突筋は、別名「エロ筋」とも呼ばれています。

この筋肉が発達しているとセクシーに見えることから、トレーニングしている有名人も多いとのこと。女子力を高めたいかたにも役立つセルフケアとなるでしょう。

胸鎖乳突筋はがしのやり方

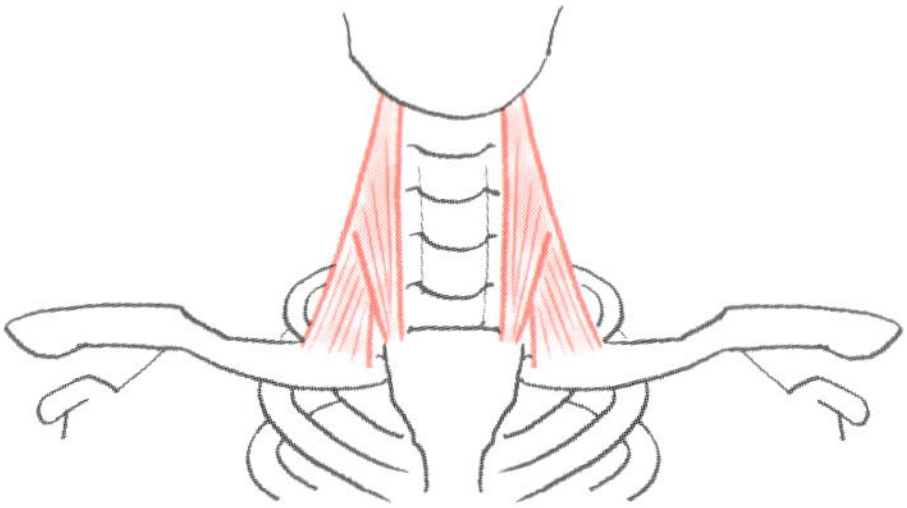

胸鎖乳突筋は、首の前側の両わきにある

❶首の後ろ側を通っている太い筋肉を、親指と人さし指ではさんで、全体的によくもみほぐす。左側も同様に行う

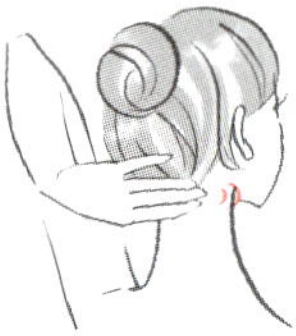

❷首のつけ根を両手でつかみ、よくもみほぐす

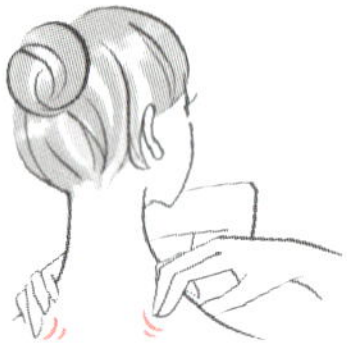

❸鎖骨の上のくぼみに、人さし指・中指・薬指の指先を入れて、押してほぐす

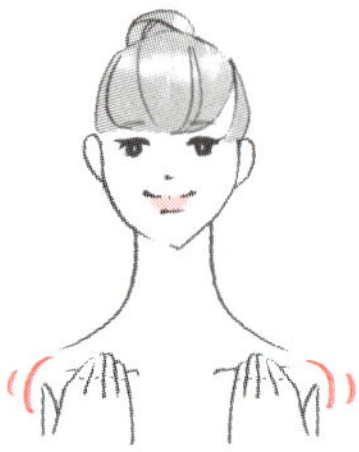

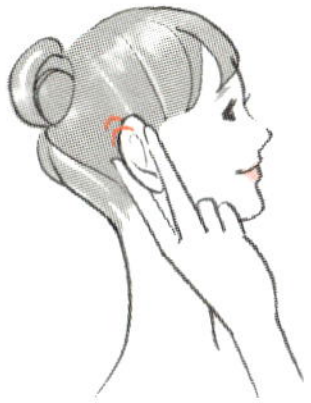

❹耳のつけ根を人さし指と中指で挟み、上下に3〜5回ほど動かしてほぐす。左側も同様に行う

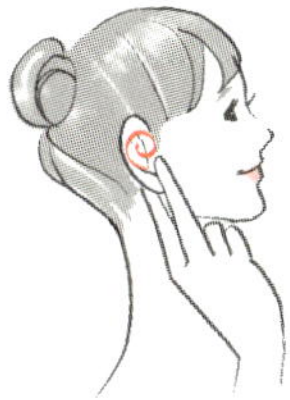

❺❹の人さし指と中指を耳たぶの下に移動させて、指先を当てて、小さく円を描くように3〜5回ほど動かしてほぐす。左側も同様に行う

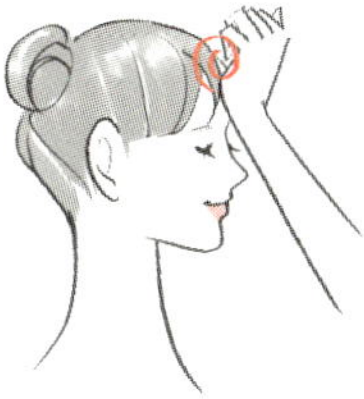

❻額に手のひらのつけ根（掌底《しょうてい》）を当て、円を描くように動かしながらほぐす

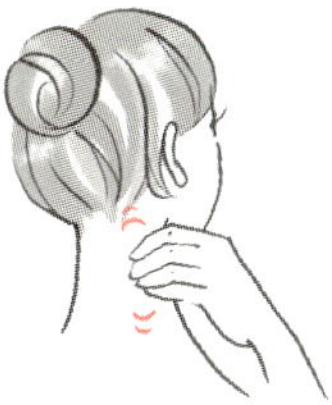

❼右側の胸鎖乳突筋を、親指と人さし指ではさんで、全体的によくもみほぐす。左側も同様に行う

胸鎖乳突筋ほぐしを行うと、その場で顔のむくみやたるみが消えることがあります。また、頭痛や首こり、肩こりなども改善します。

全身のリンパ液の流れをよくするためには、重要なリンパ節がある上半身をほぐすことが大切です。**老廃物の排出が促進されて、子宮の状態の改善につながります。**こまめに行い、習慣化させるといいでしょう。

セルフケア⑦

ゴルフボールマッサージ

報告されている効果

●足の疲れとむくみが取れた　●足先が温まった　●便秘が解消した　●尿の量が増えた

期待される効果

●子宮に温かい血液が流れやすくなる　●老廃物の排出促進

足の裏には、全身と対応するゾーンがあると考えて施術を行うのが「リフレクソロジー」です。

当然、自分の手を使って足の裏をもんでもいいのですが、手や腕が疲れませんか？

私は、疲れるのが嫌なので、ゴルフボールを踏んで足の裏をマッサージしています。

子宮と対応しているゾーンがかかとに、排出力と関係しているゾーンが土踏まずにあります。

そこで、この2カ所を念入りにゴルフボールで刺激しましょう。ゴルフボールの硬さが、ほどよい刺激を与えるために最適です。

私は、起床時と入浴の前に行っていますが、午前中は特に体が排出に向かっている時間なので、朝に念入りに行うようにしています。

ゴルフボールマッサージのやり方

床に置いたゴルフボールの上に足の裏を乗せて、ボールを数分間、かかとや土踏まずでゴロゴロと転がす。カーペットやマットの上だと行いやすい。

※左足→右足の順に行うこと

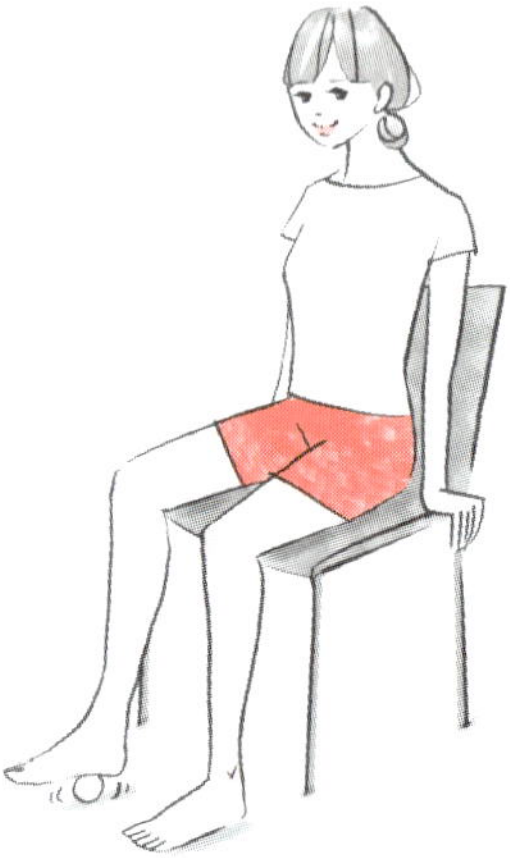

足の冷えは、子宮の冷えにつながります。足先まで巡った血液は、骨盤内を経由して心臓に戻ります。足が冷えていれば血液も冷たくなり、その冷たい血液によって、骨盤内の子宮も冷えることになるのです。

ですから、足の冷えを感じたら、ゴルフボールマッサージを行うように習慣づけるといいでしょう。

また、「骨盤ストレッチ（101ページ参照）」で全身の血流を促す前に、ゴルフボールマッサージを行って足を流れる血液を温めることもお勧めします。

なお、行う際は、必ず左足から行うよ

うにしてください。心臓の反射区が左足にあり、心臓への負担緩和と、血流をより促すためです。

どれぐらいセルフケアを行えばいい？ やってはいけないタイミングは？

私はこれまでに、自分が考案したセルフケアの講座を数多く開催してきました。そのなかで、「先生のようにうまくできません」といわれることが数多くあります。

それもそのはずです。

私はおよそ10年もの間に、自分の体を実際に動かして試行錯誤しながら、セルフケアを行ってきました。だからこそ、スムーズにセルフケアが行えるわけです。普段は体をほとんど動かしていないかた、何かをやる習慣がないかたが、最初からうまくできないのは、当たり前のことなのです。

「できないから、やらない」ではなく、**毎日少しずつでいいので、一つひとつを丁寧に行うように心がけてください。根気よくセルフケアを続ければ、必ずできるようになります。**そして、冷えや生理痛、腰痛などなど、必ず何かしらの症状が改善していくはずです。

セルフケアを続けていて最も実感しやすい効果は、**すぐに体が温かくなり、冷えを感じにくくなる**ことです。体が温かくなる感覚があればうまくできている証拠、ともいえます。

その状態を日常的に増やしていくことで「生理痛や経血量が減ってきた」などの効果を実感できるはずです。

セルフケアは、1日のうち、いつ行っても、何回行ってもかまいません。「夜、テレビを見ながらだとやりやすい」「トイレに行ったついでに」など、自分の生活の中で習慣化しやすい時間帯に取り入れるといいでしょう。

血流がよくなると、詰まっていた箇所に軽い違和感や痛みを覚えることがあります。

すると、

違和感がある
↓
そこをその都度マッサージする
↓
その流れができていくうちに、気づいたら全部やらないと気持ち悪い（笑）

といった無限ループ状態になり、きりがありません。

ですから、**できることから少しずつ取り入れて、特段、頑張ってやろうとはしないでください。**「セルフケアを全部やらなくては！」と意気込むと、逆に長続きしないのです。

できることから少しずつでもいいので、毎日やるということが何よりも大切です。

ちなみに、**雑に全部やるよりは、基本に忠実に1つだけ行うほうが、確実に効果が**

出ます。頑張りすぎずに頑張ってください（笑）。

さらに、よくなったことに気づいて自分を褒めてあげる。これも、毎日続けるうえで大事なセルフケアとなります。

薬など、ほかの治療と併せてセルフケアを行ってもかまいません。むしろ、薬の副作用が軽減する場合もあるので、積極的に取り入れていただき、その後の変化次第で、薬を継続するかどうかを検討していただければと思います。

骨盤に痛みが出たり、腰痛が悪化したりするかたは、まずは整骨院や鍼灸院などで骨盤や背骨のゆがみを矯正し、その状態を維持するためにセルフケアをしたほうが効果的です。

セルフケアを休んだほうがいいのは、生理痛がひどいとき、吐き気や頭痛などで寝込んだりしているときなど、体調が優れないときです。**つらいときにあえて行う必要はないので、体調がいいときに継続していただいて不調の日を減らし、不調の程度を軽減するところを目指してみてください。**

子宮筋腫ができやすいかたは、無意識に頑張りすぎる傾向があります。ですから、体調が悪いときは無理をせず、全力で休むようにしましょう。

よく、「どのくらい続けたら効果が出るのか？」と聞かれることがあります。

それは、完全に個人差です。年齢や症状、今の体の状態、経血の量などによって必要なセルフケアの種類や回数も違いますし、そのかたが何を改善したいのか、どこまで目指しているのかによっても異なります。また、よくしたい症状以外が、先に改善する場合もあります。

ですから、まずは自分でなんのためにやるのかを明確化し、目標を立てないと変化に気づかないことも多いといえます。だらだらと適当に行うだけでは、正直、時間も労力も無駄です。

忙しいかたが多いからこそ、〝最小限で最大限の効果〟を目指しましょう。

ちなみに、私の場合は、「膣トレ（106ページ参照）」を始めて1週間後ぐらいに、当時の彼とのセックスの後で、「いつもと違うよね。なんかやったでしょ？」といわれました。セックスのために膣トレを始めたわけではありませんでしたが、俄然《がぜん》やる気がアップしました。

　こうして、どんな小さな変化であれ、体の変化を細かく確認すると、継続するためのモチベーションが高まります。そして、**こうした小さな実感の積み重ねが、最終的には「子宮筋腫を治す」ことにつながっていく**のです。

第4章

子宮の不調を整える生活習慣

女性は常に脱水状態！電解質入りの水分を積極的にとろう

東洋医学では「気《き》・血《けつ》・水《すい》」が体を構成する3大要素で、3つのバランスは常に正三角形で保たれていることを、第2章で解説しました。ですから、気・血・水のどれか1つを増やせば、全体を大きくすることができます。

この3つの中で、すぐに増やせるのが「水」です。東洋医学でいう「水」とは水分やリンパ液、汗、老廃物などの体液を指します。

人間の体のおよそ60～70％は、水分でできています。この60～70％の状態を保つには、毎日、水分をとる必要があります。

「水分をとる」というと、液体ならなんでもいいと思っているかたが多いようですが、正直、水道水や浄水器の水、お茶、コーヒーなどは、水分に含まれません。

体に水分を吸収させるには、「電解質（イオン）」が必要です。

電解質とは、水に溶けると電気を通す物質のことです。主にナトリウムやカリウム、カルシウム、マグネシウムなどがあります。電解質がないと、細胞に水分を引き込み、留めることができないのです。

体液に含まれている電解質は、それぞれの細胞や臓器の機能を高めるために、細胞内の水分量を調節して体液の濃度も調節する、重要な役割を果たしています。

私たちは、生きるうえで必要な水分を口から摂取していますが、摂取したから大丈夫、とは限りません。摂取した水分が100％体内に吸収されて、細胞に行き渡っているとは限らないからです。

口から摂取した水分は、胃で消化され、腸で吸収されます。

この腸で吸収する際に、電解質が非常に重要な働きをします。**腸から吸収されて、血液にのって、全身の細胞に運ばれて初めて「水分が補給された」といえる**のです。

電解質が含まれていない水は、腸から吸収されにくく、飲んだとしてもひたすら膀《ぼう》胱《こう》を洗浄し、排泄《はいせつ》するだけといった、垂れ流し状態になっていることが少なくありません。

さらに、お茶やコーヒーには利尿作用があります。そのせいで頻尿になったり、必要な水分を吸収する前に排泄したりと、せっかく水分を摂取しているのに体に補給されない状態となります。それを日々くり返すことで、知らないうちに慢性的な脱水状態に陥っている場合があるのです。

特に女性は、基本的に、「常に脱水状態で生きている」と考えてください。

厳密にいえば、初潮が始まる1年前から局所的な脱水は始まっていますが、初潮が来た年から今日まで、日々、脱水を積み重ねています。

赤い液体である経血も、体から出ていく水分です。毎月生理で出血することが、女性の脱水を気づかないうちに助長していくのです。

現代の女性は、過《か》多《た》月経《げっけい》（経血の量が異常に多い状態）が増えているというか、過多月経だと気づいてません。もしくは、気づいていてもそれが問題だと思っているかたがあまりいません。ですから、**知らないうちに脱水が進行しやすい状態**にあります。

子宮筋腫は自分で治せる

1377

ご購読ありがとうございます。
お手数ですが下記の質問にお答えください。
今後の出版企画の参考にさせていただきます。

1. この本を何でお知りになりましたか？

a. 新聞で（朝日・読売・毎日・中日・聖教・その他［　　　　　］）
b. 雑誌で（『壮快』・『安心』・『ゆほびか』・その他［　　　　　］）
c. 店頭で実物を見て　　d. 人に勧められて
e. その他［　　　　　］

2. お買い求めの動機をお聞かせください。

a. タイトルにひかれて　　b. 著者にひかれて
c. テーマに興味があって　　d. デザイン・写真・イラストにひかれて
e. 広告や書評にひかれて　　f. その他［　　　　　］

3. お読みになりたい著者、テーマなどをお聞かせください。

4. 定期的にお読みになっている新聞や雑誌をお聞かせください。

5. 本書についてご意見、ご感想をお聞かせください。

アンケートにご協力いただき、ありがとうございました。
※あなたのご意見・ご感想を本書の新聞・雑誌広告などで
1. 掲載してもよい　　2. 掲載しては困る　　3. 匿名ならよい

郵便はがき

料金受取人払郵便

神田局
承認

6075

差出有効期限
2022年
12月7日まで

(切手をはらずに
ご投函ください)

101-8796

503

東京都千代田区神田駿河台
2-9-3F

マキノ出版
書籍編集部

『子宮筋腫は自分で治せる』係行

(〒　　－　　)

ご住所　　　　　　　　　　　　tel.

ふりがな

お名前

Eメールアドレス　　　　　@

年齢　　　　歳　　□男　□女　　□既婚　□未婚

ご職業

1. 小・中・高校生　2. 専門学校生　3. 大学生・院生
4. 会社員　5. 公務員　6. 会社役員　7. 教職員　8. 自営業
9. パート・アルバイト　10. フリーター　11. 主婦　12. 無職
13. その他(　　　　　　　　)

脱水は貧血と同様、徐々に進行しながら、体が慣らされていってしまう状態なので、本人が気づいていないことが多いのです。

3〜7日間の正常経血量は、平均で37〜43㎖、多くても140㎖といわれています。過多月経のために日中でも夜用の紙ナプキンをつけている、それどころか、夜用の紙ナプキンを1〜2時間ごとに交換しないと漏れてしまう場合、1日に200〜300㎖、もしくはそれ以上、経血が出ています。下手したら、1日に500㎖近い出血をしているかたもいます。

特に、**子宮筋腫があるかたは過多月経になることも多いため、出血した分の水分をきちんとその日に補えていなければ、体は生理のたびに脱水状態が進行していきます。**

生理の時期に失う水分は、出血だけではありません。当然、尿や便も出ますし、汗もかきます。

つまり、**いつもとっている水分に加えて、出血した分の水分を補う必要がある**のです。

そもそも、いつも水分をあまりとる習慣がないかたが、生理だからといってたくさんとれるとは思えません。大事なのは量ではありません。効率的に吸収するために何を飲むのかを、意識してもらいたいと思います。

また、基本的に現代の医療制度だと、分娩《ぶんべん》の際、急変時に備えて点滴をすることが多い傾向にあります。ですから、分娩時の出血で失う水分に対しては、点滴分で補えている可能性が高いといえます。

しかし、授乳中にきちんと水分を意識して飲んでいるかたは、どれぐらいいらっしゃるでしょうか？

授乳とは〝白い献血〟です。

母乳という白い血液を、毎日、大量に赤ちゃんに与えているため、脱水は深刻になります。当然、授乳する量は、赤ちゃんの成長とともに増えていきます。

1回の授乳で50㎖の母乳を1日8回あげたら、その時点でおよそ400㎖の出血をしたことになります。それを、いやそれ以上の量を、毎日、何カ月、何年と与え続けているとしたら、お母さんの体はカラカラに乾いてしまいます。さらに、生理の再開が早かった場合は、献血と出血を同時に行っている期間も発生するわけです。

こんな状態では、脱水が進行しすぎて、母乳が早々に出なくなっても不思議ではありません。

ですから、**もし母乳が出なくなっても、自分を責める必要はありません。**

母乳が出ない、これは大事な体からのSOSです。そのまま放置したら、のちのち体にガタが来ます。

そして、どんな症状も、体からのSOSと考えてください。のちの不調の原因になり得る可能性もあるため、**特に産後は、お母さんご自身の体のケアを意識しながら、水分補給に努めましょう。**

体に必要な物質が入ってこなければ、いらない物質も出せません。**老廃物の排出を促したいのであれば、まずは日々、脱水にならない努力が必要**なのです。

上手な水分補給のコツは「おいしさ」と「マグネシウム」

脱水状態になると、肌や唇が乾燥したり、機嫌が悪くなったり、顔色が悪くなったり、ボーッとしたりしがちです。こうした症状がすでに現れていたら、電解質が含まれている水分、特に**「経口補水液」**をお勧めします。

経口補水液とは、食塩（ナトリウム）などの電解質と糖質（ブドウ糖）を適切な濃度で溶かした液体で、腸から水分が速やかに吸収されます。そのため、嘔吐《おうと》や下痢のかた、高熱の子どもと高齢者には、経口補水液を飲ませることがよくあります。

経口補水液は具合の悪いかたが飲む物、とされていますが、**生理中は内臓損傷をしている状態（49ページ参照）なので、当然、具合は悪いですよね？**

なので、まずは飲んでから、自分にとって必要かどうかを考えてみてください。

手作り経口補水液の作り方

1ℓの水に対し砂糖（上白糖）20〜40ｇと食塩3ｇを混ぜて、冷蔵庫で保存する。
作ったその日に飲み切る。

※糖質の量が気になるときは砂糖の量を減らすとよい

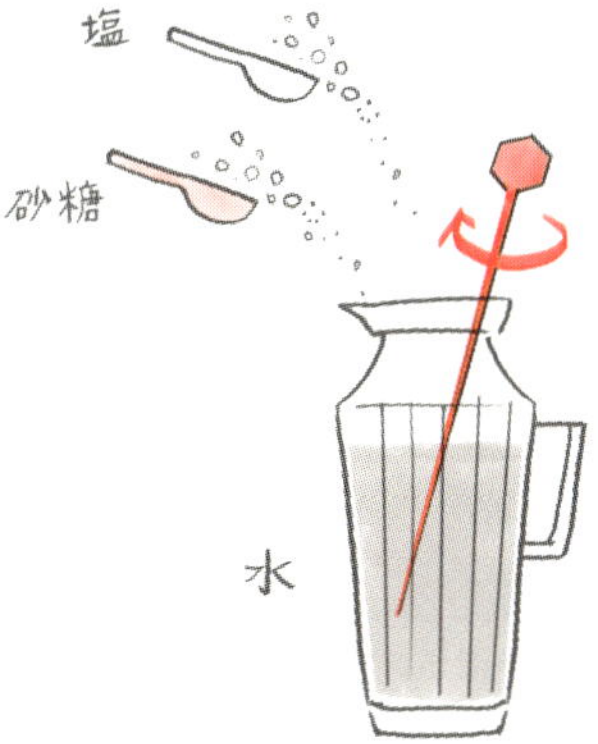

経口補水液は、1ℓの水に対し砂糖（上白糖）20〜40ｇと食塩3ｇを混ぜて、手作りすることができます。糖質が気になるときは砂糖の量を減らすなど、自分に合った経口補水液を作ってみるのも1つの手です。

しかし、手作りの経口補水液は、冷蔵庫で保存し、作ったその日のうちに全部飲み切っていただきたいので、具合の悪いときにあえて頑張って作るというのは、あまりお勧めしません。私としては、市販品に頼って、ゆっくり休むことを優先してもらいたいと思います。

ひと口に経口補水液といっても、各社

からさまざまな商品が販売されています。ナトリウムやブドウ糖の含有量も違うので、飲み比べてみてご自身がおいしい、飲みやすいと感じる物を選びましょう。

「おいしい」とは、今、自分自身に足りていない、つまり体が必要としている栄養が含まれている飲食物に対して、起こる感覚です。

脱水状態ではないときに経口補水液を飲むと、しょっぱく感じたり、甘く感じたりします。そんなときは、**ミネラルウォーターで割って「おいしい」と感じるよう調整したり、経口補水液ではなくスポーツドリンクやミネラルウォーターを飲んだりするといいでしょう。**

スポーツドリンクやミネラルウォーターについても、各社からさまざまな商品が販売されていますが、こちらもおいしさを基準に選ぶといいでしょう。

自分に合った経口補水液やスポーツドリンク、ミネラルウォーターを選ぶ際に困ったときは、**「マグネシウム」の含有量を基準に選ぶ**のも一考です。

マグネシウムは、骨や歯を形成したり、ブドウ糖をエネルギー化して中性脂肪を減らしたりするほか、細胞内に水分を引き込んだりするなど、体にとって欠かせない電解質です。便秘のときに処方される「酸化マグネシウム」も、やはりマグネシウムですよね。

そして、マグネシウムには、筋肉の収縮を和らげる作用があるため、**生理における子宮の過収縮を抑制してくれる働き**があります。

現代の日本人は、マグネシウムが不足しています。女性の場合、国が定めた1日当たりの推奨摂取量が290mgなのに対し、実際の平均摂取量はおよそ210mg。毎日、80mgも不足している計算となるのです。

セルフケアなど、どんなに日ごろ努力を重ねていても、**マグネシウムが不足してしまうと、効果が出にくくなったり筋肉を傷めてしまったり、脂肪の代謝が低下してしまったりして、元も子もありません。**

「マグネシウム含有量が多い経口補水液やスポーツドリンク、ミネラルウォーターを飲みなさい」といっているわけではなく、あくまでも意識して摂取してほしい電解質の1つとして、私は勧めています。

おいしさを基準に据えつつ、自分の好みに合う飲み物を選んでくださいね。

主な経口補水液、スポーツドリンク、ミネラルウォーターのマグネシウム含有量 早見表

経口補水液

OS-1（大塚製薬）	2.4mg
アクアソリタ（味の素）	3.6mg
アクアサポート（明治）	1.2mg
Newからだ浸透補水液（タケダ薬品）	5.1mg
シーポリン（テイカ）	2.5mg
アクエリアス経口補水液（日本コカ・コーラ）	-

スポーツドリンク

ポカリスエット（大塚製薬）	0.6mg
アクエリアス（日本コカ・コーラ）	1.2mg
GREEN DA・KA・RA（サントリー）	0.1～1.0mg
H_2O（アサヒ飲料）	0.6mg
VAAM（明治）	1.2mg

ミネラルウォーター

南アルプスの天然水（サントリー）	0.1～0.3mg
「アサヒおいしい水」天然水 六甲（アサヒ飲料）	0.1～1.1mg
アルカリイオンの水（キリンビバレッジ）	0.64mg
いろはす 日本の天然水 奥羽山脈（日本コカ・コーラ）	0.4mg
Evian〈エヴィアン〉（伊藤園）	2.6mg
Contrex〈コントレックス〉（サントリー）	7.45mg
Vittel〈ヴィッテル〉（サントリー）	2.0mg
Volvic〈ヴォルビック〉（キリンビバレッジ）	0.8mg
CRYSTAL GEYSER〈クリスタルガイザー〉（大塚食品）	0.54mg

（100mℓ当たり）

脱水状態がすでに認められているかたでも、一気に水分摂取量を増やしてはいけません。今まで1日500㎖~1ℓしか水分を取ってこなかったかたが、急に1・5~2ℓを摂取すると、体は代謝して排出できずに、むくんでしまうからです。

ですから、**体がむくまないように、少しずつ時間をかけて飲み、体が水分を吸収できる量を増やしていく**ように、私は指導しています。

具体的には、次の通りです。

- **お茶やコーヒーなど、普段飲んでいる水分を経口補水液やスポーツドリンク、ミネラルウォーターに置き換える**
- **起床時とお風呂上りにコップ1杯の経口補水液やスポーツドリンク、ミネラルウォーターを飲む**
- **利尿作用があるコーヒーや紅茶、緑茶、ルイボスティー、プーアール茶は、1日に1~2杯程度に留める**
- **血糖値が高いかたは、糖分のとりすぎに注意する**

これを2週間ぐらい継続してもらい、それで体がむくまなければ、さらに飲む量を増やしていきます。**2週間単位で、体の調子を見ながら水分摂取量を増やすことがポイント**です。

水であれお金であれ〝不足〟の状態だと、無駄に不安になったり、イライラしたり、自分や他人を責めやすくなったりして、〝余裕〟がなくなります。不足しているから、余裕がなくなるのです。

まずは不足分を〝補う〟。これだけで、気持ちに余裕も出やすくなります。

紙ナプキン、タンポン……お勧めの生理用品は？

生理用ナプキンやタンポン、膣《ちつ》に挿入して経血をためる「月経カップ」、パンツ自体が経血を吸収する「吸収型サニタリーショーツ」など、生理用品もさまざまです。

生理用ナプキンは、紙製と布製があります。紙製だと蒸れたりかぶれたりするので、個人的には布製をお勧めしています。

「いきなり布ナプキンを使うのは、経血が漏れそうで心配」というかたには、**生理用の紙ナプキンの上に綿の端切れを載せる**やり方をお勧めしています。当院ではこれを「膣トレナプキン」と呼んでいます。

ティッシュペーパーぐらいの大きさの綿の端切れを用意し、端からクルクルときつく巻くか、2～3回折りたたみます。それを、生理のときに紙ナプキンの上に陰裂《いんれつ》（大《だい》陰唇《いんしん》の間にある溝）に当てて、いつも通りに紙ナプキンを使うのです。

巻いた、もしくは折った綿の端切れは数枚用意しておいて、濡れたらその都度取り替え、汚れた端切れは汚物入れに捨てるといいでしょう。

綿の端切れについては、古くなったハンカチを再利用してもいいですし、Tシャツやタオルなどを適当に切って使ってもかまいません。素材については、合成繊維だと蒸れやすいため、やはり綿をお勧めします。

綿の端切れは、生理用の紙ナプキンよりも通気性がいいので、蒸れにくくなり、かぶれ予防にもつながります。

また、生理用の紙ナプキンに溜まった経血は水分なので、体に当てておくと冷えます。雨に濡れた服をそのまま着ていると、寒く感じることと同じ原理です。

生理用の紙ナプキンは、表面がサラサラなので気づきにくいかもしれませんが、長時間つけっぱなしにしていたら、体の冷えにつながります。特に高吸収ポリマーは、保冷材の成分と同じ素材なので、経血を吸収した段階で、紙ナプキンが保冷剤になるようなものと考えてください。

当然、長時間つけっぱなしにすることは、膣や子宮の冷えにもつながります。

その点、**綿の端切れはお金がかからず、濡れたらすぐに取り換えないと冷たくて落ち着かないので、体を冷やす時間は最小限に抑えられる**と思います。

ちなみに、丸めた綿が膣の周りを囲んでいる膣括約筋《ちつかつやくきん》に当たることで、この筋肉の場所を意識できます。結果として、膣括約筋を引き締める「膣トレ（106ページ参

膣トレナプキンのやり方

材料

綿の切れ端（使い古しのハンカチ、Tシャツ、タオルなど）

使い方

綿を端からクルクルときつく巻くか2〜3回折りたたみ、生理時に紙ナプキンの上に当てて、いつも通り使う。汚れた綿は汚物入れに捨てて、新しい綿と取り替える。

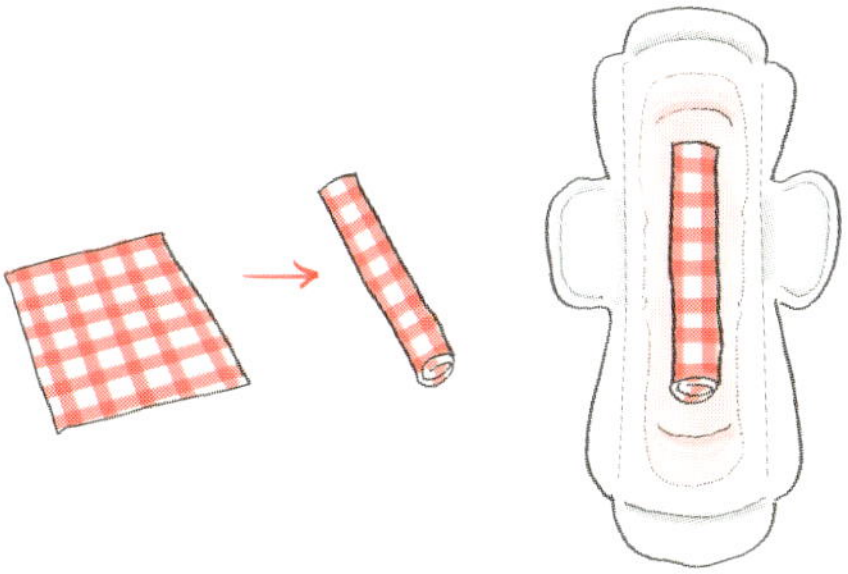

照）」を行いやすくなるという利点もあります。

膣に挿入して経血を吸収させるタンポンは、特に過多月経のかたが使うケースが少なくありません。

しかし、**タンポンは、生理痛の原因になることがあります。**

タンポンは、経血が外に漏れないよう、膣で食い止める役目を果たします。ところが、子宮からは経血が出ている状態のため、長時間に渡ってタンポンを使っていると、子宮の入り口とタンポンの間で、経血が貯留している状態になるのです。

膣内に貯留した血液は、タンポンを取るまで、ずっとそのまま、いやそれ以上に量が増え続けます。しかし、子宮はその状態とはおかまいなしに、収縮し続けます。すると、この収縮がまるでスポイトのように、一度排出した経血を、また子宮内に戻してしまうのです。

子宮内の経血量が増えることで子宮内の内圧が上がり、子宮は「もっと強く排出しなければ」と強く、何回も収縮をくり返すことになります。

こうして、タンポンを使うだけで生理痛が強くなってしまうのです。

また、子宮の内圧が上がり、「子宮→卵管《らんかん》→腹腔《ふくくう》（腹部内部の空間）」へと経血が逆流することで、不妊や骨盤内の炎症の原因になることもあります。

ですから、当院では基本的に、タンポンは使わないようにお願いしています。また、月経カップも経血が長時間貯留してしまうため、推奨していません。実際、タンポンの使用をやめたら、生理痛が軽くなった患者さんもいらっしゃいました。

なお、吸収型サニタリーショーツは、経血が外に漏れることを防ぐ素材が使われています。なので、おりものトラブルの原因になりそうだなと、私は懸念しながらも注視しています。これについては、今後も注視を続けていこうと思います。

蒸れと色素沈着を防ぐ〝デカパン〟を着用しよう

皆さんは、下着との密着部分がかゆくなったり、皮膚が色素沈着していたりしませんか？　その原因は、サイズが合ってない小さなパンツと、サイズが合ってない寄せて上げるブラジャーです。

パンツについては、可愛らしい三角パンツでポリエステル製の製品だと、悪影響は肌に当たる部分だけでなく、膣内にも及びます。

このようなパンツは、パンツの中の風通しが悪くて蒸れるため、膣に細菌が繁殖しやすくなります。そして、おりものが増えたり、膣内の細菌バランスが崩れてカンジダ症（真菌が性器に増殖して起こる炎症）を招いたりするのです。

おりものが気になる場合は、綿のパンツをこまめに交換するか、おりものシートではなく布ナプキンを使いましょう。

「おりものシート＋ツルツルのパンツ＋ストッキング」は、最も蒸れる組み合わせです。季節に関係なく蒸れますので、気をつけてくださいね。

また、鼠径部《そけいぶ》が黒く色素沈着するのは、そこが締めつけられているという証拠です。小さいパンツに鼠径部が圧迫されて、血液やリンパ液の流れが悪くなっています。ですから、小さなパンツは「いざ！」という〝勝負用〟に限定して、**普段はボクサータイプのパンツや、通常よりワンサイズ上のデカパンをはくのがお勧め**です。綿製の緩いパンツをはくことで、蒸れず、血液やリンパ液の流れもスムーズになります。また、パンツのゴムによる摩擦が減ることで、色素沈着も少しずつ改善していくでしょう。

ブラジャーは、胸郭《きょうかく》（胸を形成するかご状の骨格）を圧迫して、知らないうちに呼吸を妨げています。特に、寄せて上げるブラジャーは、より胸を締めつけるため、胸郭がうまく広がらなくなり、肺にしっかり空気が入らない状態を生み出します。

ちなみに、私は普段、ブラジャーではなく、緩いスポーツブラを使用しています。

また、患者さんにも勧めています。

健康的でキレイな体をつくるには、**締めつけない下着がいちばん**だと私は思います。

「生理だけど我慢」は異常！「生理なら休む」が大正義！

近年、先進国の女性たちは生理の回数が増えました。人類史上最多です。妊娠してる期間は、生理は来ません。また、出産後1カ月で生理が再開するかたもいれば、2年ぐらい来ないかたもいらっしゃいます。

生理の回数が増えた原因は、栄養状態がよくなって初潮が早まったのに、妊娠・出産・授乳をするかたが減ったからです。そのため、生理に伴うトラブルや子宮筋腫《しきゅうきんしゅ》や子宮内膜症《しきゅうないまくしょう》（33ページ参照）などの婦人科疾患にかかるかたも増えました。

毎月生理が来ることは、女性の体にとって当たり前であっても、そのたびに生理痛や過多月経があることは、負担でしかありません。

妊娠をすれば生理は来ない。でも、**そもそも生理痛や過多月経をくり返し積み重ねることが、不妊の原因にもなる**のです。

ときどき、生理痛や過多月経に悩む娘に向かって、「私も生理のときは大変だったから、あなたもそれが当たり前」と話すお母さんがいます。

そんなお母さんたちにいいたいことがあります。

娘は、お母さんのクローン人間ではありません。お母さんはお母さん、娘は娘。しんどいことをしんどいと感じることにも、個人差はあります。

「痛みがあること」は、当たり前ではありません。

生理痛があることが当たり前なのであれば、保険診療は使えません。痛みがあることが〝病気〟だから、保険診療の対象になるのです。自分の当たり前を押しつけて、誰かの痛みをないものにすることは、やめていただけると助かります。

そもそも、**痛みがあろうがなかろうが、生理時は、普通に動いていい状態ではありません。**

自分たちは、生理のときに鎮痛剤を飲んで、過多月経で「漏れるんじゃないか」とびくびくしながら無理をして学校に行ったり、仕事や家事をしたりしてきたのかもしれません。

だからといって、**娘や同僚にも同じことを押しつけるのは、一種のパワハラ**じゃないでしょうか？

先日、生理トラブルで受診した17歳の高校生にエコー（超音波）検査をし、子宮筋腫が見つかりました。婦人科疾患は、未成年でも発症するリスクがあるのです。

生理痛や過多月経があること自体、すでに治療対象です。むしろ、若いころから生理痛や過多月経をないがしろにしてきた結果が、今です。

治療や予防に早すぎるということはありません。**1秒でも早く〝ない〟状態を目指**

すことが大切だと私は考えます。

前述の通り、子宮はＬサイズの鶏卵ぐらいの大きさです。その内側で、１〜２㎝くらいの厚さになった子宮内膜の機能層が、はがれ落ちて排出される現象が、生理です。ですから、本来、不要な内膜の量とそれに伴う出血は、多くても、卵を割ったときの中身ぐらいの量、およそ50〜60㎖にしかならないはずです。それよりも多く経血が出ているとしたら、なんらかの異常があると考えるべきでしょう。

経血は、子宮に溜まった古い血液ではありません。今、この瞬間にも、体にとって必要な血液なのです。そして、**自分が自分の体を守るために、出血を最小限に抑えようとして子宮が収縮している痛みが、生理痛**なのです。

生理痛があるから生理なんか煩《わずら》わしい、嫌い。

その痛みは、あなたがあなたを守るための痛みであるとわかっても、同じことがいえますか？

その痛みを引き起こしているのは、自分なのです。あなたの日々の積み重ねの結果なのです。そして、**その痛みを、自分のためになくしてあげられるのも、自分しかいないんですよ？**

生理痛や過多月経をなくすうえで大切なことは、**まずは生理のときに、痛みの有無にかかわらず、しっかりと休むこと**です。

よく、「男性の上司だから生理に理解がない」という発言を耳にします。しかし、そもそも女性自体が生理のことをよく知らない状態で男性に理解を求めることなど、難しいのではないでしょうか？

私を含め、これまで皆さんも、鎮痛剤を飲んで青白い顔をして、仕事や家事を必死に、当たり前にしてきました。

それにより世の風潮は、「生理中でも普通に仕事や家事はできるものなんだ、できて当たり前なんだ」となってしまいました。いってしまえば、「〝だから〟生理は大変なんだ、しんどいんだ」ということが伝わらなかったのではないか、と思うのです。

大変さを理解してほしいのであれば、痛みがあろうとなかろうと、**「生理は内臓損傷**

だから休んで当たり前」というスタンスを、世の中の女性やお母さんがみんなに示していくことが、今後、子宮筋腫や不妊になるかたを減らすために大事なことだと、私は考えています。

ひどい生理痛はもちろん問題ですが、生理がダラダラと長引く過《か》長《ちょう》月《げっ》経《けい》も厄介です。

筋層内筋腫（29ページ参照）や粘膜下筋腫（31ページ参照）があるかたは、筋腫があることで、それが内膜を刺激し、出血が長引くこともあるでしょう。

しかし、**生理の期間が全体的に長いかたは、厚くなった内膜をはがして子宮を収縮して止める、この一連の流れをスムーズに行う〝力〟、つまり〝エネルギー〟が低下しています。**

子宮筋腫ができやすい原因の1つに、「排出力の低下」が挙げられますが、この一般的な過長月経の場合は、〝生命力〟、つまり〝体力の低下〟が原因に挙げられます。

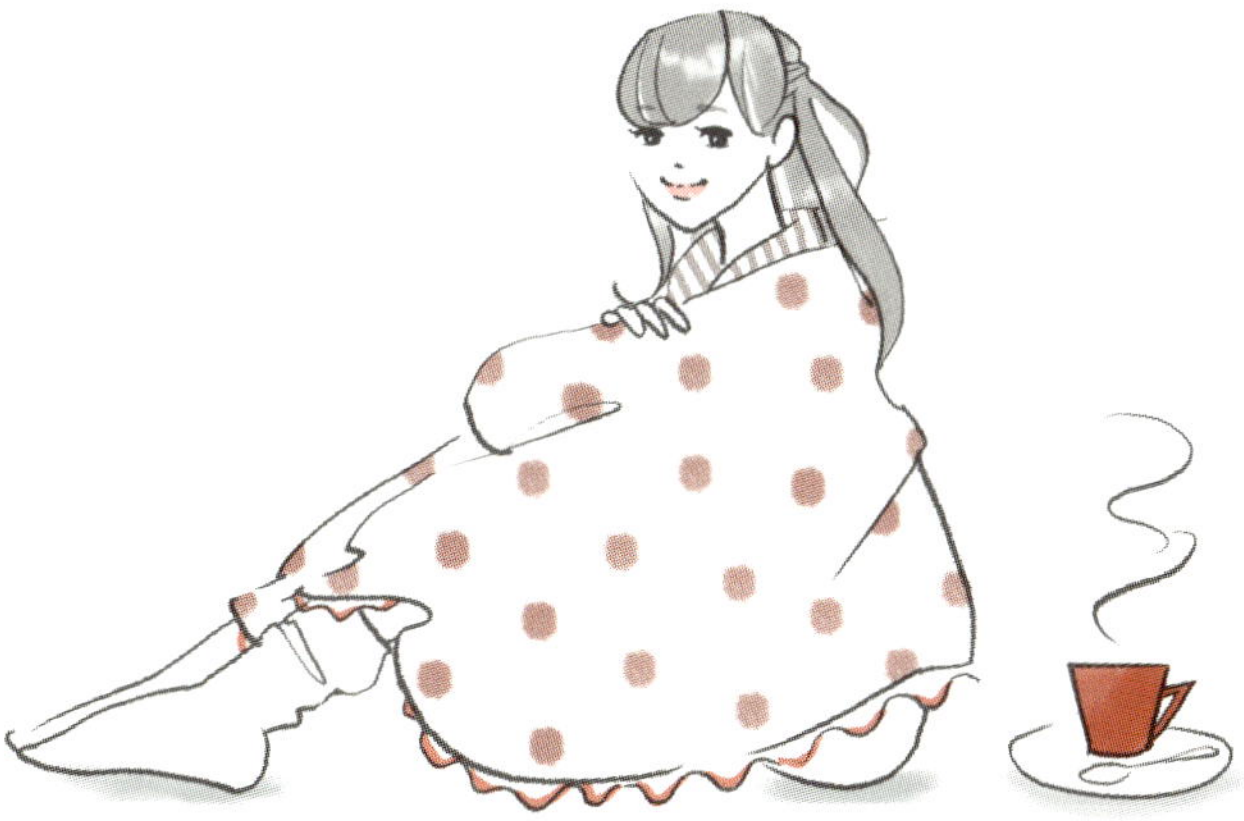

生理中にしっかり休むのは当然の権利

生理痛や過多月経、過長月経については、子宮筋腫が引き起こしていることもあれば、そのほかに原因があることもあります。

「生理はつらいのが当たり前」と思い込んでほったらかしにせず、**自分の状態をちゃんと知るためにも、まずは婦人科を受診してほしい**と思います。

女医も実践！ 生理がグンと楽になる「経血コントロール」のススメ

生理中に休む必要性については、私自身の体験から感じたことでもあります。私は、10代から20代後半までは、激しい生理痛や過多月経に悩んでいたのです。

生理のときは、夜用の生理用ナプキンを1～2時間ごとに交換しなければ漏れていました。また、鎮痛剤を1日4～5回飲んで仕事をし、レバーのような10㎝大の血液の塊《かたまり》が出てきたこともありました。

そんな自分に嫌気が差して、この10年間、試行錯誤をして、セルフケアを編み出しました。

セルフケアを実践した結果、生理痛や過多月経、腰痛が消えただけでなく、生理も3日でスッキリと終わるようになりました。そして、ここ3年は完璧に**「経血コントロール」**ができるようになり、生理の期間をとても楽にすごせるようになりました。

経血コントロールとは、排尿と同じように、トイレで溜まった経血を出すことです。生理用ナプキンがなかった時代は、女性たちの多くが生理時に膣を締め、自在に経血を排出するこの方法を実践していました。

今では生理用品が進化して、漏れないような工夫もされていますが、だからといって、生理用ナプキンに経血を垂れ流しでいいのか？　と私は思ってしまうのです。

ときどき、「布ナプキンって、不衛生じゃないですか？」という質問を受けるのですが、逆に質問したいのは「じゃあ、普段はいているパンツはどうなんですか？　汚れたら、すぐに捨てるんですか？　キレイに洗濯してから使いませんか？」ということです。

たとえば、子どものパンツ。小さな子どもは尿や便を漏らすので、そのたびにパンツを洗って使いますよね。

経血とは比較にならないほど大量の細菌が、便には含まれています。そんな便がついたパンツを、親はキレイに洗って子どもにはかせているし、私たちが子どものころも、そうだったに違いありません。それで体調を崩したり、病気になったりしていないですよね。

つまり、**布ナプキンも、キレイに洗濯すれば、衛生面で問題はない**ということです。布ナプキンを洗うときは、まず、経血を水で軽く洗い流した後、小さなバケツなどで一晩つけ置きします。そして翌朝、洗濯ネットに入れて、通常通り洗濯機で洗います。家族の洗濯物と分ける必要はありません。

そんな**布ナプキンも、私は35歳のときに開業するタイミングで、ほとんど使わなくなりました。今では基本的には、経血コントロールのみ。**生理期間中はこまめにトイレに行って、経血を出しています。長時間、車を運転するときにだけ、布ナプキンを使っている程度です。

私が生理用ナプキンのゴミを出さないので、もしかすると家族は、私が閉経してしまったと思っているかもしれません（笑）。

経血コントロールのメリットは、ゴミを出さず、お金がかからず、エコであるという点だけではありません。

東日本大震災のとき、私は山形県にいたのですが、医療資源はおろか、水や食料さえ供給が制限されていました。また、避難所では生理用品が不足していると、ニュースで流れました。

地震や台風などの災害時では、生理用品がなかなか手に入りません。そんなときに備えて、経血コントロールができたらいいのではと、私は思うのです。

経血コントロールについては、昔の女性たちは「生活の知恵」「大人の女性としてのたしなみ」としてお母さんに教わっていました。しかし、それを実践していたのは、現在、80～90代になる女性たちです。

つまり、今のお母さん世代や、60～70代のおばあさん世代には、経血コントロールが受け継がれなかったため、存在そのものが知られていないのです。これはちょっと残念だと思います。

経血コントロールをやる・やらないは本人の自由ですが、習得して損はありません。第3章で紹介した「膣トレ」などを行い、余裕があれば挑戦してほしいと思います。

手術をしたらもうできない？子宮筋腫とセックスについて

産婦人科医という仕事柄、これまでにおよそ5万人の膣と子宮を診てきました。

一般的に、生殖器について他人と比べる機会はほとんどないでしょうが、5万人を診てきた私にしてみれば千差万別。顔と同じように、人それぞれで違います。「普通の生殖器はこれ」「私だけがおかしい」ということはありません。

そして、生まれつき子宮と膣が欠損しているかたもいますが、**子宮や膣があろうとなかろうと、女性であることに変わりありません。**

ところが、子宮に対して非常に強いこだわりを持っているかたが多いのです。

「子宮がなくなると、女じゃなくなった気がする」と話す子宮筋腫の患者さんは少なくありません。

そんな言葉を聞くたびに、「だったら、なぜその子宮を大事にしてこなかったんだろう？」「どうして自分のためにできることを自分のためにしてこなかったんだろう？」と強い疑問が湧いてきます。

私は「子宮が大好きすぎる産婦人科医」を自称しています。ですから当然、皆さんに子宮に病気をつくってほしくないと思っています。しかし、だからといって「子宮がある＝女性」だとは、全く思っていません。

それよりも、女性として生まれてきたのならば、妊娠・出産について考えたり、パートナーと支え合って暮らしたり、更年期と向き合ったりするなかで、**自分で納得した人生を全うしてほしい**のです。

子宮筋腫が原因で生理痛や過多月経に悩まされていて、「もう出産は考えていない」というのであれば、子宮を摘出する手術も選択肢に入ります。

しかし、ここで問題が発生しやすいのは、セックスです。

私たち人間は、生殖のためだけにセックスを行うわけではありません。**パートナーとの大事なコミュニケーション手段の1つ**なので、子宮筋腫で手術をした後でも、セックスは継続して行うものでしょう。

しかし、「子宮を摘出して、もう女じゃなくなったから」「もう子どもを産めないから」と思い込んでしまうと、セックスに消極的になります。そして、身体的にも手術の影響で濡れにくくなるため、行為自体が苦痛に感じがちになります。

もちろん、パートナーからの求めに、無理に応じる必要はありません。ですが、**子宮筋腫や手術を、セックスができない理由にしてほしくない**と私は思っています。

そこで、子宮筋腫のかたにおけるセックスの注意点を挙げておきましょう。

まず、子宮筋腫の手術後のセックスですが、当然、手術前とは変わります。

子宮筋腫を切除する際に、子宮には大なり小なりの傷ができているため、その部分が引きつれることで、痛みが出ることがあります。加えて、子宮からの分泌物がなくなったり、減ったりするので、本人だけでなくパートナーも「感覚が違う」と変化を感じるでしょう。

こんなときに、強引に事を進めると、性交痛などで関係を悪化させることにつながります。ですから、先走らないでください。

私の場合は、**「会陰《えいん》マッサージ（111ページ参照）」や「膣マッサージ（114ページ参照）」といったセルフケアで、患者さん自身が自分の体の状態を確認しながら血流を促す**よう、指導をしています。

そして、パートナーにも来院してもらい、術前・術後の体の変化などを説明し、「今まで通りセックスできることが当たり前だと思わず、ペースを合わせてください」などと伝えています。

ちなみに、術後に、子宮の傷や心理的な問題で膣の筋肉の緊張が強くなっている場合には、医師の指導のもと、「膣ダイレーター」という医療器具を患者さんが使って、少しずつ膣を広げていく方法もあります。器具の費用はおよそ1万円です。

また、性交痛は、子宮筋腫がある患者さんにも起こりやすい状態になっています。セックスの最中に子宮自体が動き、子宮筋腫がほかの臓器を圧迫することで痛みが生じたり、子宮を支えている靭帯《じんたい》などが引きつれて、痛みを感じたりすることがあるのです。

ですから、**さまざまな体位を試して、痛みを感じにくい工夫をすることが必要**でしょう。

子宮筋腫で直腸が圧迫されて、重度の便秘になる例も少なくありません。**便が溜まっていると、膣壁が引き伸ばされすぎて、感度が下がる可能性があります。**

便秘解消には、「骨盤ストレッチ（101ページ参照）」「膣トレ（106ページ参照）」が効果的です。「ここ数日、便通がないなあ」というときは、これらのセルフケアをしっかりと行ってください。

改めて「女性らしさ」について考えてみると、「子宮があるか・ないか」という状態や、メイクやファッション、気配りといった、うわべだけの問題ではないように思えます。生理痛や過多月経を、薬などでごまかした状態での態度や言動で、「女性らしさ」を評価するのは、少しおかしいのではないでしょうか。

自分の体に向き合い、**膣や子宮といった体の内側から顔や体形といった外側まで、自分なりに納得して「どう生きるのか」を選ぶことが、女性として充実した人生を送るために必要不可欠**だと、私は考えます。

第5章

子宮筋腫を患っても元気になった体験談

体験談①

直径7㎝の筋腫が5㎝に縮小した！右胸の下を襲う激痛が消えて生理痛とも無縁

山田桃子さん（仮名）　46歳・自営業

私は、駒形依子《こまがたよりこ》先生の著書『子宮内膜症《しきゅうないまくしょう》は自分で治せる』（マキノ出版）内に、体験談を寄稿しました。その際、子宮筋腫《しきゅうきんしゅ》を患ったことも記したのですが、その詳細とその後の経過について改めてまとめたいと、編集部から依頼がございました。再度おつき合いいただき、一人でも多くのかたの励みになればうれしいです。

私は10代の前半から、生理のたびに体調を崩していました。それが悪化したのは、19歳のときです。

おなかの底からズキーンと突き上げてくるような下腹部の痛みがあり、その激しい痛みに思わずしゃがみ込み、痛みが落ち着くまで、じっと耐えることも珍しくありませんでした。

また、経血の量はそれほど多くはなかったものの、生理期間が長く、2週間も続いていました。いわゆる過長月経《かちょうげっけい》です。

「これはさすがに病院に行かないと」と思いましたが、当時は母が体調を崩していたため、なかなか相談できませんでした。

そんな母が東洋医学に基づいた治療を受け始め、私も母に勧められて食養生《しょくようじょう》（食事で健康を維持する考え方）や冷え取りを実践し始めました。すると、あんなにひどかった生理痛が消えていき、生理期間も1週間程度と、正常な状態に戻りました。

以来、生理トラブルと無縁な生活を送っていたのですが、34歳のときにチョコレート嚢胞《のうほう》（34ページ参照）が見つかりました。

きっかけは、結婚後に調べた妊娠検査薬で、陽性反応が出たことでした。そこで婦人科を受診したところ、腹部エコー（超音波）検査で、流産する可能性があることと、影が見えることを医師に告げられたのです。

その後、流産をし、大きな病院で検査を受けたところ、直径が15㎝のチョコレート嚢胞があると診断されたのです。

病院の医師からは、すぐに手術するようにいわれました。ですが、東洋医学に基づいた治療で生理痛と過長月経が解消した経験があったので、私には、「手術なんて絶対に嫌だ！」という強い思いがありました。

そこで、東洋医学を取り入れている病院をインターネットで検索し、何軒か足を運ぶ度に、「チョコレート嚢胞を手術せずに治せませんか？」と尋ねていました。

しかし、ほとんどの医師はパソコンの画面ばかりをのぞき込み、私のほうを見ようともしません。そして、「手術です」と返事をするばかりでした。

そんな経緯があり、病院から足が遠ざかっていたところ、チョコレート嚢胞が大きくなっていきました。おなかがポッコリと固く盛り上がり、あおむけになってもポッコリと突き出た状態のままでした。やがて、おなかは7カ月ごろの妊婦くらいの大きさになってしまったのです。

また、右胸の下あたりにも激痛が現れるようになりました。そんな私の苦しむ姿に、家族はとても心配していました。

私も、「どうにかしないと」と焦り、インターネットで検索していたところ、東洋医学について書かれていたサイトで、駒形先生のことを知りました。

サイトにあった駒形先生の対談記事がとても興味深くて、そこからいろいろと調べていたところ、駒形先生のブログがヒットしたのです。ブログを読むうちに、「この先生に体を診てもらいたい」と、強く思うようになりました。

そこで、私の自宅は宮城県にあるのですが、車を運転して山形県内の駒形先生のクリニックを受診したのです。

初診のときは、1時間ぐらいお話ししたと思います。こんなにじっくりと、私の目をしっかりと見ながら悩みを聞いてくれた医師は、駒形先生しかいません。

私は「手術をせずに治したい」と、強くお伝えしました。そんな様子を見て、駒形先生はこうおっしゃいました。

「どんどん大きくなるおなかが、とても心配なんだよね。そんな心配することにエネルギーを使うんじゃなくて、治すことにエネルギーを使ったほうがいいんじゃないのかな？」

そして、手術をした場合としない場合について、駒形先生から説明を受けて、「だったら、手術を受けたほうがいい」と納得することができました。

こうして、駒形先生に紹介状を書いていただき、地元の病院でチョコレート嚢胞の手術を受けることになりました。

その病院でMRI（核磁気共鳴画像）検査を受けたところ、チョコレート嚢胞は28㎝に拡大し、直径7㎝の子宮筋腫も見つかりました。そして、手術では右卵巣を全摘し、子宮筋腫はそのまま残すことになりました。

こうして現在まで、経過は良好のまま、駒形先生のクリニックには月に1回のペースで通っています。

駒形先生には、「骨盤ストレッチ（101ページ参照）」や「膣トレ（106ページ

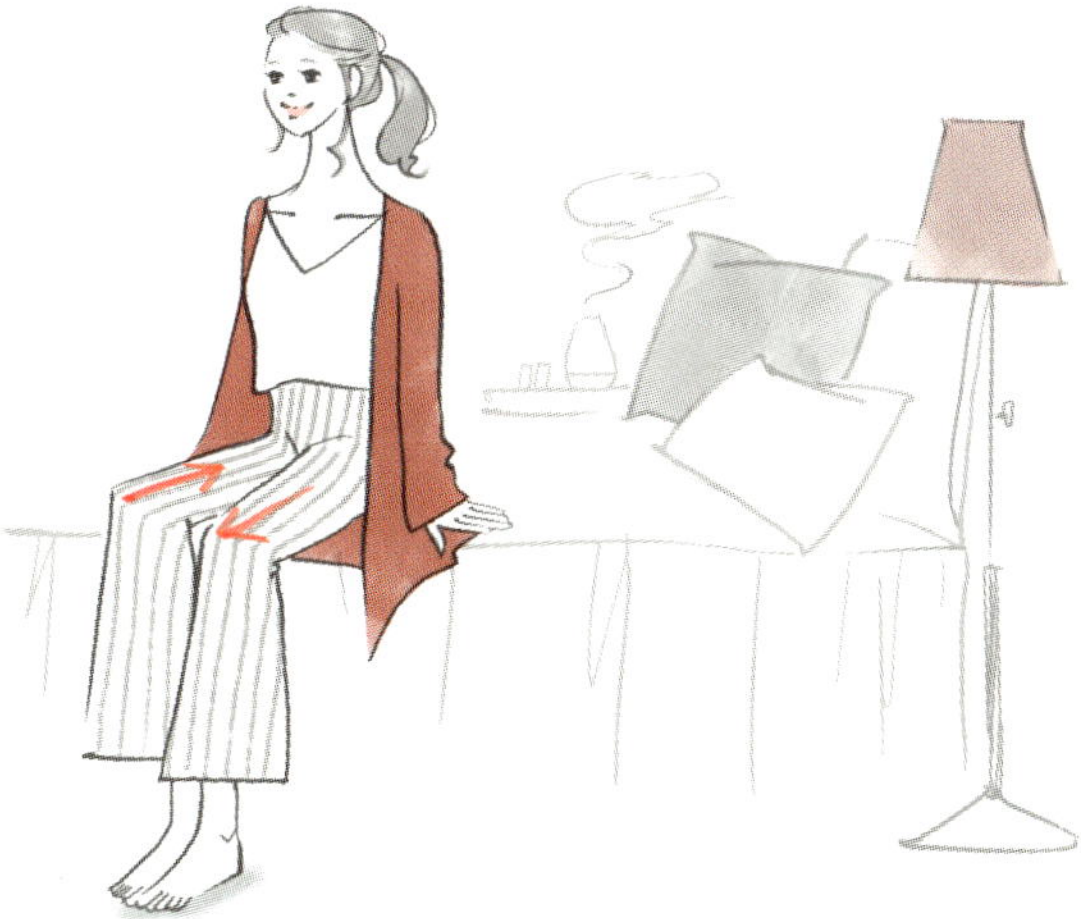

「膣トレ」と「骨盤ストレッチ」を日課にして経過は良好！

参照）」などのセルフケアを指導してもらいました。

私は、起床時に骨盤ストレッチを行っています。

起き上がる前に、あおむけのまま膣を意識しながら、両脚をすり合わせ、骨盤を動かします。また、ときどき、イスに座る際には膣トレも行っています。

また、駒形先生には、物事のとらえ方や考え方が、病気と深く関連していることを教わりました。

私は、子ども服の販売店で、パート勤務をしていました。今思えば、職場の上司から仕事を頼まれると、無理をしてでも引き受けていたと思います。土日の忙しい日でも、一人で店を任されることがありました。

そのために、いつも疲れが抜けず、せっかく休みが取れた日でも、買い物や遊びに行く気力が湧かず、ぐったりと過ごしていました。

駒形先生によると、私は「他人に尽くしすぎる性格」だそうです。自分に全く余裕がないのに、「私がやらなくては」とつい思ってしまうタイプだとおっしゃいます。

確かに、いろいろと考えすぎるタイプだったので、駒形先生からアドバイスを受けて、セルフケアに集中するなど、1日の中で何も考えない時間を設けるようにしました。

こうして6カ月が過ぎて検査をしたところ、直径7㎝だった子宮筋腫が、5㎝に縮小していたのです。また、右胸の下の激痛もいつしか消えました。

そして、改めて私自身の性格を見直し、雇われない形で働こうと、2020年の初めに起業しました。

現在、生理中は、特につらい痛みはありません。ですが、無理をせずに、極力仕事は休むよう、スケジュールを組んでいます。

今は心も体も元気に仕事ができているので、毎日が充実しています。駒形先生には、感謝の気持ちでいっぱいです。

駒形先生からのコメント

山田さんには、筋層内筋腫（29ページ参照）と漿膜《しょうまく》下筋腫（30ページ参照）ができていました。そして、それ以上に、妊婦さんに見えるほど肥大化した、チョコレート嚢胞が深刻化していました。初めて彼女を診察したとき、私は本当にびっくりしたことを覚えています。

長い間、山田さんは、手術を避けていました。その心の奥底には、「食養生でどんなに努力をしても、改善しない。こんなに頑張ってきたのに、どうして……」という絶望感があったようです。

絶望感や不安は、病気の栄養になってしまいます。心の表面では、「手術せずに自力で治す」と思い込んでいたとしても、心の奥底に不安があったからこそ、チョコレート嚢胞も子宮筋腫も悪化していったと考えられるのです。

チョコレート嚢胞の手術の後で、漿膜下筋腫も筋層内筋腫も小さくなっていったのは、「チョコレート嚢胞が体内から消えた」ということで、絶望感や不安が一度リセットされた結果なのかもしれません。また、考えすぎていたり無理をしすぎたりしていたことから解放されたことも、いい結果につながったのかもしれません。

当然、手術にも食養生にも、長所と短所があります。ほかのかたには効果があった療法でも、自分には全く効かないことはありますし、効果が出るまでにかかる時間も、人それぞれ異なります。

山田さんの場合、定期的に意識の向け方に注意すること、そして、「膣トレ」と「骨盤ストレッチ」をマイペースに取り組んだことが功を奏しました。皆さんも、長所と短所をきちんと知ったうえで、自分の体にとって最もよい選択肢を選んでください。

体験談②

下腹部の痛みとPMS特有の頭痛が消失！鎮痛剤が不要になり過多月経も改善した

青木雅子さん　38歳・パート勤務

失神するほどのひどい生理痛が起こるようになったのは、中学2年生のころです。近所の婦人科を受診したところ、異常なしとのこと。その際、「成長期で、まだ体が成熟していないからではないか」「妊娠したら治るかもしれないし、悪化するかもしれない」といわれました。

その後、病院を転々としたのですが、エコー検査では何も見えず、いつもいわれるのは「原因不明なので、経過観察」でした。そして、鎮痛剤や漢方薬を処方されるだけ……そんなことばかり続いたので、いつしか病院にも行かなくなり、ほったらかしの状態になりました。

私の場合は生理痛に加え、過多月経《かたげっけい》（経血の量が異常に多い状態）とPMS（月経前症候群）にも悩まされていました。日中は夜用のナプキンを使っても漏れてしまい、学生時代は制服を汚しがちでした。友人から「制服に血がついているよ」と教えられたことも少なくありません。

ＰＭＳによる下腹部の痛みと頭痛があったため、鎮痛剤を、痛みが出るたびに大量に飲んでいました。毎回５回以上は服用していたと思います。

こんな生活が続いていた24歳のころ、相変わらず生理痛がひどかったので、久しぶりに婦人科を受診することにしました。すると、その病院で、「子宮筋腫がある」と指摘されたのです。

私の子宮筋腫は、子宮の外側に向かってできていて、これが直接生理痛と関係していたのかはわからないとのこと。「子宮筋腫を取ってもいいけど、取るとほかの箇所に発症するかもしれない」ということだったので、結局、経過観察になりました。

当時、私はスイミングスクールのコーチとして働いていました。プールに毎日入るわけですから、当然、体は冷えます。夏の暑い日でも、クーラーが効いている部屋に入っただけで、ひどく寒く感じられて苦痛でした。

スイミングの仕事も生理痛と関係している可能性はありましたが、だからといって、休んだり辞めたりするわけにもいきません。何か対処法はないかと、別の病院を受診したのですが、いわれることはいつも同じでした。

その後、いろいろなことが重なり、仕事を辞めて、地元の山形県米沢市《よねざわし》に戻ってきました。

母からは、「生理前になると、イライラしたり落ち込んだりして、別人のようになる」と指摘されました。そして母から、「新しい病院ができたみたいだから、行ってみたら?」と勧められたのが、こまがた医院です。

私がこまがた医院に初めて足を運んだのは、2018年の冬でした。以前通った病院から紹介状をもらうこともなく、試しに行ってみた感じです。そのころには、確か、直径4~5㎝の子宮筋腫がいくつかできていたと記憶しています。

駒形依子先生に、子宮筋腫のことと、ひどい生理痛や気分の落ち込みについて相談したところ、胃腸薬が処方されました。これまでの病院では、体を温める漢方薬ばかり処方されていたので、不思議に思いながらも、様子を見ることにしました。

それからは、受診の際、私が気にしていることや悩みまで、駒形先生にお話しするようになりました。目からウロコな考え方を次々と教えてもらい、話していると、気持ちが軽くなるのです。

その後、駒形先生が「膣トレ」の講座を開催されることを知りました。私は彼氏ができた時期だったので、「せっかくだから」という気持ちになり、この講座を受けることにしました。

講座では膣圧を測定し、1カ月後には、最初のころと比べて、数値が上がっていました。そんな変化がうれしくて、私は膣トレを続けました。

また、駒形先生からのアドバイスで、経口補水液（138ページ参照）を積極的に飲むようになりました。

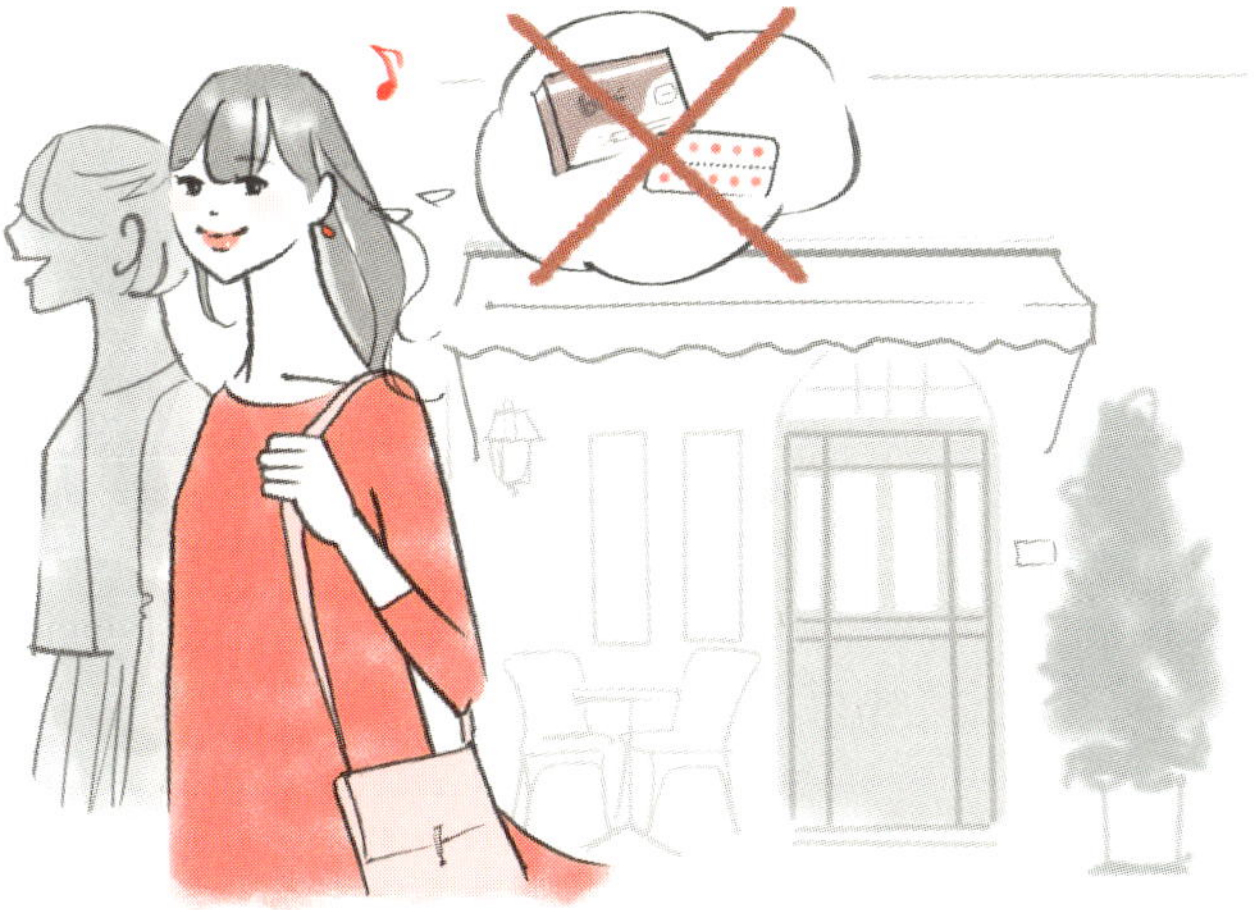

生理痛から解放されて気持ちも前向きになれた！

このように、先生といろいろとお話しするなかでセルフケアを取り入れたところ、いつの間にか、生理痛が消えていたのです。「あれ、そういえば生理痛がない」という感じです。頭痛も起こらなくなりました。

また、過多月経は、夜用ナプキンへの染み込みが、半分程度までに減っています。手放せなかった鎮痛剤は必要なくなったので、以前処方されたものは捨てました。

膣トレを実践している間、子宮筋腫は少し縮小しました。しかし、サボっていたら、再び大きくなってしまいました。

現在、私は結婚をしていて、妊活も考えています。そのため、子宮筋腫をどうするのかを検討しなければならない時期が迫っています。今後のことは、駒形先生とよく相談をして決めていきたいと思います。

当然、駒形先生から教わったセルフケアは、生理痛や過多月経、頭痛の改善に効果がありました。そして、それ以上に大きかったのは、メンタル面の変化かもしれません。

私は、自分に自信が持てず、周囲の目がとにかく気になる性格でした。そして、ちょっとでも嫌な目に遭《あ》うと、勝手に自分を責めていました。

そんな「気にしすぎ」な思考パターンが、先生との出会いを機に、少しずつ前向きな思考に変わっていきました。おかげ様で、今ではパートナーにも恵まれ、幸せな日々を過ごしています。

人生どん底の時期に、駒形先生に出会えて本当によかったと思います。この場をお借りして、「人生を変えてくれて、ありがとうございました」とお伝えしたいです！

駒形先生からのコメント

東洋医学の古典の中に、「移精変気《いせいへんき》」という治療法が載っています。気持ち（「精」）を別のところに向けるだけで（「移」）、病気を治していける（「変気」）ことを示しています。

治療に限らず、日常生活においても、「絶対にこうしてやる」などの執着心がなくなると、途端にスーッと物事が円滑に進み始めることは、よく起こりますよね。

ですが、私たち人間は、一つのことばかりに執着したり、考えすぎたりすることを、なかなかやめられません。ですから、そのかわりになる別の方法に、目を向けさせるのです。

私が行っている治療の場合、それがセルフケアに当たります。セルフケアに集中することで、執着心がなくなるだけでなく、実際に体の筋肉も変化していきます。

たとえば、「膣トレ」外来では、膣の筋肉をきちんと使えているかを、膣圧計で確かめています。最初は、膣に力を入れているつもりが筋肉には伝わっていない状態のため、膣圧が計測できないかたが多くいらっしゃいます。

それが、膣トレで膣圧が高くなっていくと、達成感が得られ、気持ちも切り替えられるようになるのです。ちなみに、セルフケアを実践したことで、3カ月ほどで子宮筋腫が2㎝小さくなった例もあります。

青木さんの場合は、妊活を含めて、これからのことを話し合う必要があります。そして、「移精変気」という観点からも、ぜひセルフケアを継続してほしいと思います。

体験談③

冷えと更年期障害特有のほてりが消えた！子宮の悪性筋腫も転移せず経過は良好

岸田美佐江（仮名） 48歳・会社員

最初に子宮筋腫が見つかったのは、2013年のことです。当時は特に症状もなく、仕事が忙しいこともあり、子宮筋腫の治療で病院を受診することはありませんでした。

ところが、2018年初旬に、生理時の出血がとても多くなったうえ、生理中に、肛門《こうもん》をえぐられるような痛みに襲われるようになったのです。また、ほてりや不眠といった更年期の症状も気になっていました。

そこで、近所にいい病院はないかと探したところ、土日も診療を受けられて、医師が女性、そして漢方内科も併設されているクリニックが開業したことを知りました。それが、駒形依子先生が院長を務める、こまがた医院だったのです。

4月に受診し、私が悩んでいる症状を駒形先生にお話ししました。そこで、「筋腫が急に大きくなったのか、徐々に大きくなってきたのか、今の段階だとわからないので、ちょっと様子を見ましょう」ということになりました。

私の場合、経過観察のため、3カ月に1回のペースで受診することになりました。しかし、私は2カ月後の6月の生理で、肛門を突き上げるような激しい痛みがあって、座ることすらできないような状況になっていました。

「もう我慢できない」とこまがた医院に行ったところ、生理を止めて閉経状態をつくり出す「ＧｎＲｈ《ジーエヌアールエイチ》アゴニスト」(42ページ参照)の注射を打つことになりました。その結果、7月時の生理は軽く出血した程度で、痛みもほとんど出ませんでした。

ですが、最大6カ月しか治療を継続できないので、治療をやめたら生理とともに、激しい生理痛が戻ってくることになります。ならば、体力が回復しやすい今の年齢のうちに、子宮筋腫の手術を受けておきたいと思うようになりました。

そこで、駒形先生に相談して紹介状を書いていただき、別の市立病院を受診しました。そして、MRI検査を受けたところ、子宮筋腫は直径10㎝にまで大きくなり、中心部分に影が見えるということで、手術を勧められました。

私自身も手術を受けたいという気持ちがあったため、10月に単純子宮全摘出術（全摘）を受け、子宮と卵管を摘出し、卵巣は残しました。

この手術で取り出した子宮筋腫を検査したところ、悪性の腫瘍である肉腫（平滑筋《へいかつきん》肉腫）だとわかったのです。

市立病院だと治療が続けられないということで、大学病院に移りました。しかし、大学病院では肉腫治療についての実績がなく、抗がん剤の治療効果も低いことから、経過観察を続けることになりました。

そして、この大学病院でPET（陽電子放射断層撮影）検査を受けたところ、2019年初旬に、肝臓がんが判明しました。もし、肉腫から遠隔転移をしたとなれば、ステージⅣ、つまり末期がんということになります。

その後、いくつかの経緯があり、4月に大学病院で、肝臓がんの部分切除を行う手術を受けました。そして、切除したがんを検査した結果、子宮の肉腫と肝臓がんは別の種類、つまり遠隔転移はなかったとわかったのです。これを「ダブルキャンサー」と呼ぶのだそうです。

子宮の肉腫と肝臓がんは、どちらもステージⅠ。残した肝臓の機能は問題ないので、抗がん剤治療は必要なく、経過観察ということになりました。

駒形先生には、初診時から継続して私の病状について相談をして、私の心の支えになっていました。先生も、ステージⅠの結果に、とても喜ばれていました。

駒形先生がセルフケアを考案されていることを知っていたので、子宮の全摘手術を受けた後の２０１８年12月に「膣トレ」講座を受け、「骨盤ストレッチ（１０１ページ参照）」と「膣トレ（１０６ページ参照）」を教わりました。

私はこれらを、入浴時と寝る前に行っています。

ただし、駒形先生からは、「やらなきゃならない」がストレスにならないように、やりたいときにだけやればいい！　とアドバイスをいただいたので、気が向いたときに行っています。ですから、１日に何度も行う日もあれば、調子がいい日は行わない日もあるなど、まちまちです。

手術で体にメスを入れた後は血流が妨げられ、脚を流れる血液の量が減るそうです。そのせいか、術後は足の冷えに悩まされていました。

そんな冷えも、骨盤ストレッチや膣トレで、かなり楽になりました。加えて、寝るときにはレッグウォーマーを着けたり、駒形先生の著書『子宮内膜症は自分で治せる』（マキノ出版）に書かれていた上半身のマッサージを実行したりして、術後の体力づくりに励んでいました。

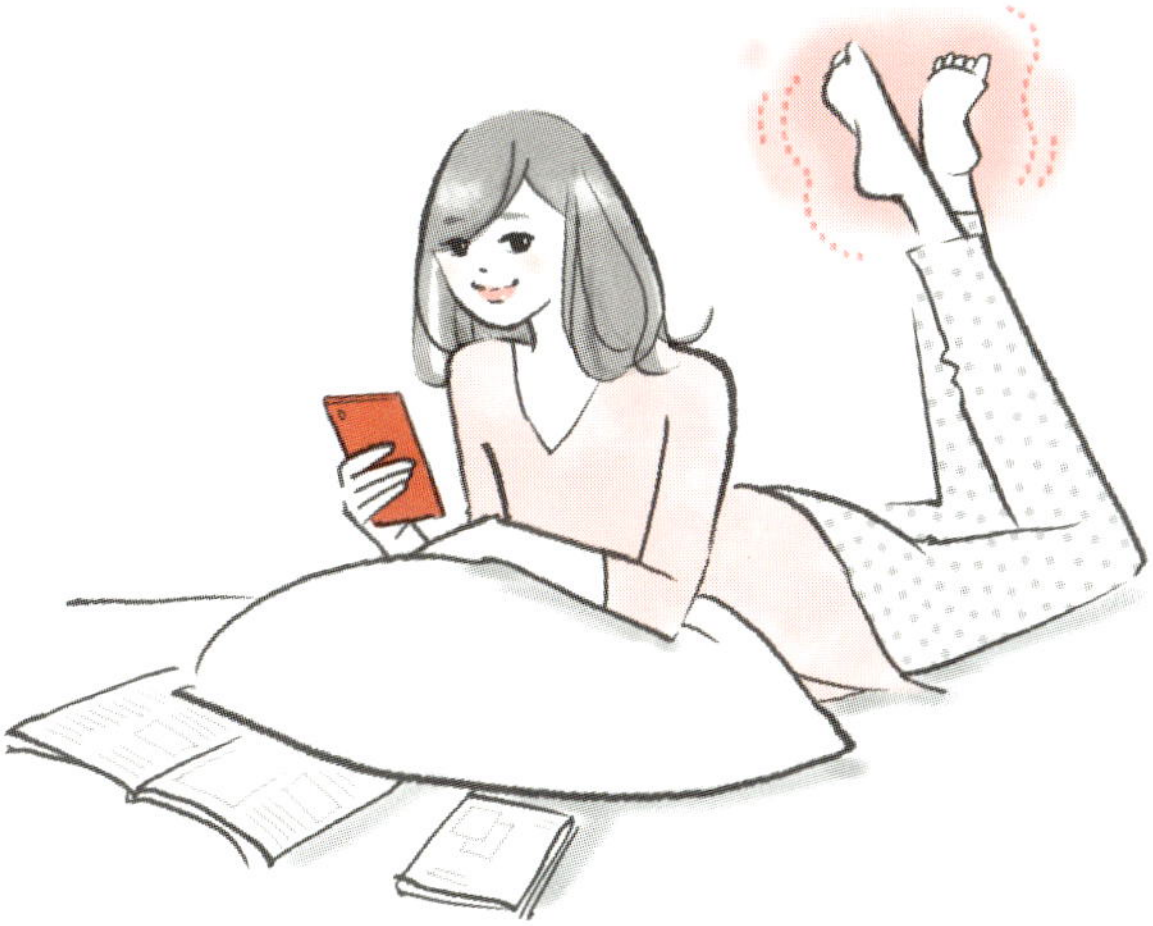

セルフケアのおかげで足の冷えが消えてポカポカ！

こうしたセルフケアと漢方薬のおかげだと思うのですが、ほてりや不眠の症状も、今ではだいぶ治まっています。

特に骨盤ストレッチは、足が冷えていると感じたときや、ホットフラッシュで上半身がほてっているときに効果的だと感じています。ですので、症状が現れたら、すぐに実践するようにしています。

何より、駒形先生からのアドバイスと、肉腫とがんを経験したことで、仕事との向き合い方が変わりました。

私は猛烈な仕事人間で、シングルマザーということもあり、「会社を休むなんてあり得ない」と考えて生きてきました。

それが、手術で会社を休まざるを得ない状況になり、「私が休んでも、会社はいろいろな制度で生活を守ってくれる」「私が休んでも、仕事は回っていく」ということに気づけたのです。

現在も会社員生活を送っていますが、ときどき「自分メンテナンス」を理由に、休みを取っています。副業も始めることができ、仕事もプライベートも充実している毎日です。

駒形先生からのコメント

子宮肉腫と肝臓がんという2つの悪性腫瘍が転移ではなく、別々のがんが同時に見つかるということ自体、大変珍しいことです。しかし、「子宮筋腫と思っていたら肉腫だった」というのは、誰でも十分にあり得ることです。

岸田さんは、当院に来院されたときには、すでに他院で子宮筋腫と診断をされた状態でした。そして、偽閉経療法を開始すると、痛みは軽快したものの、予想よりも筋腫の大きさは変わりませんでした。

そこで、私の中では子宮肉腫の可能性も否定できなかったため、手術を視野に入れながら精査をさせていただきました。すでに筋腫が大きかったことや、偽閉経療法を開始した際の変化で、早く異変に気づくことができました。

岸田さんのように、すでに子宮筋腫が大きくなっていて、激しい痛みにも襲われているのならば、放置せずに、偽閉経療法や手術を選択肢に入れて考えてほしいと思います。治療を行った変化によって、気づけることや疑う項目も増えるのです。

大きくなってしまった子宮筋腫を小さくするには、生活全般を根底から見直す必要があり、それ相応に時間もかかります。ですから、手術で一度取り除き、痛みや不安がなくなった状態で、「二度と子宮筋腫ができないようにするには、どうしたらいいか」の対処を行ったほうがよいのです。

岸田さんの場合、手術直後から骨盤ストレッチや腟トレなどのセルフケアを積極的に行っていたことと、漢方薬が奏功して、仕事にも無事に復帰されました。私も本当にうれしく思います。

体験談④

水分補給でデコボコ肌がツルツルに一変！子宮筋腫を患いながら無事に出産できた

戸村美穂（仮名）35歳・会社員

私は、子どものころはめったに熱を出さず、スポーツに打ち込むなど、とても元気に過ごしてきました。

そして、大人になって就職してからも、仕事を休むことは、ほとんどありませんでした。ハードな仕事内容でしたが、残業も難なくこなしていたものです。健康面で心配することなど、何もありませんでした。

健康診断では、ときどき貧血傾向と指摘されていたものの、「女性だし、貧血になることだって特に珍しくはないだろう」と、深くは考えていませんでした。

しかし、2015年ごろ、健康診断で貧血を示す数値が悪化していたので、病院に行ってみることにしました。そこで、子宮筋腫が見つかったのです。

当時、結婚の予定があり、子どもも欲しいと思っていたので、一時的に低用量ピルを飲んで、貧血が悪化しないよう、様子を見ることになりました。私は、「妊娠すれば、すべてが解決する問題だ」と思っていたのです。

ところが、結婚してから実家を出ることになったタイミングで、体調が悪化しました。とにかく疲れやすくなり、以前とは同じように仕事をこなせず、いつもぐったりするようになったのです。

結婚後、妊活のため、低用量ピルの服用をやめました。すると、生理時の出血量が増えてしまいました。

そこで、別の病院を受診して、エコー検査をしたところ、「悪化する子宮筋腫かもしれないけれど、場所がはっきりしない」といわれました。そして、貧血予防として鉄剤を飲みながら、子宮筋腫については、やはり、経過観察ということになりました。

だるさや過多月経が続いていたので、きちんと治療をしてくれる病院をインターネットで調べたところ、こまがた医院の存在を知りました。2017年の秋のことです。自宅から近く、女性の医師で、漢方も扱っているということで、受診してみることにしました。

そこでまず驚いたのは、問診票の項目がたくさんあることでした。体だけでなく心の状態、現在の生活様式などについても、詳しく書き込むようになっていました。駒形依子先生との会話は、病院での医師とのやり取りというよりも、カウンセリングに近い印象でした。問診票をベースに、丁寧に私の状況を尋ねられました。また、体の仕組みについて詳しく説明していただき、今、どうして私がこんな症状になってしまったのか、とてもよくわかりました。

そして、エコー検査を受けたところ、「この位置だと、粘膜下筋腫の可能性が高いよね。これがあると、妊娠しないと思うよ」と、駒形先生がズバリと指摘されたのです。そこで、MRIによる検査をするために、大きい病院への紹介状を書いていただきました。

そして、その病院でMRI検査を受けた結果、粘膜下筋腫があるうえ、子宮筋腫が複数できる、多発性子宮筋腫も併発していることがわかったのです。

診断結果を駒形先生に伝えたところ、「すぐに手術したほうがいい」といわれました。そして、２０１９年の3月に子宮鏡下子宮筋腫核出術を受けて、粘膜下筋腫だけを切除しました。

この手術後、以前よりも体調がグンとよくなりました。経血の量は以前と同じ状態に戻り、貧血も治りました。粘膜下筋腫が、さまざまな不調を引き起こしていたに違いありません。

ちなみに、初診時に駒形先生からは、漢方の胃薬と、血液の流れをよくし、子宮の傷を修復する作用がある漢方薬を処方されました。

私には、フェイスラインにポツポツと赤いニキビができていたのですが、先生によると、そこにニキビができるのは、胃が弱っている現れなのだそうです。自分は胃が弱いと思ったことは、これまでになかったので、驚きました。

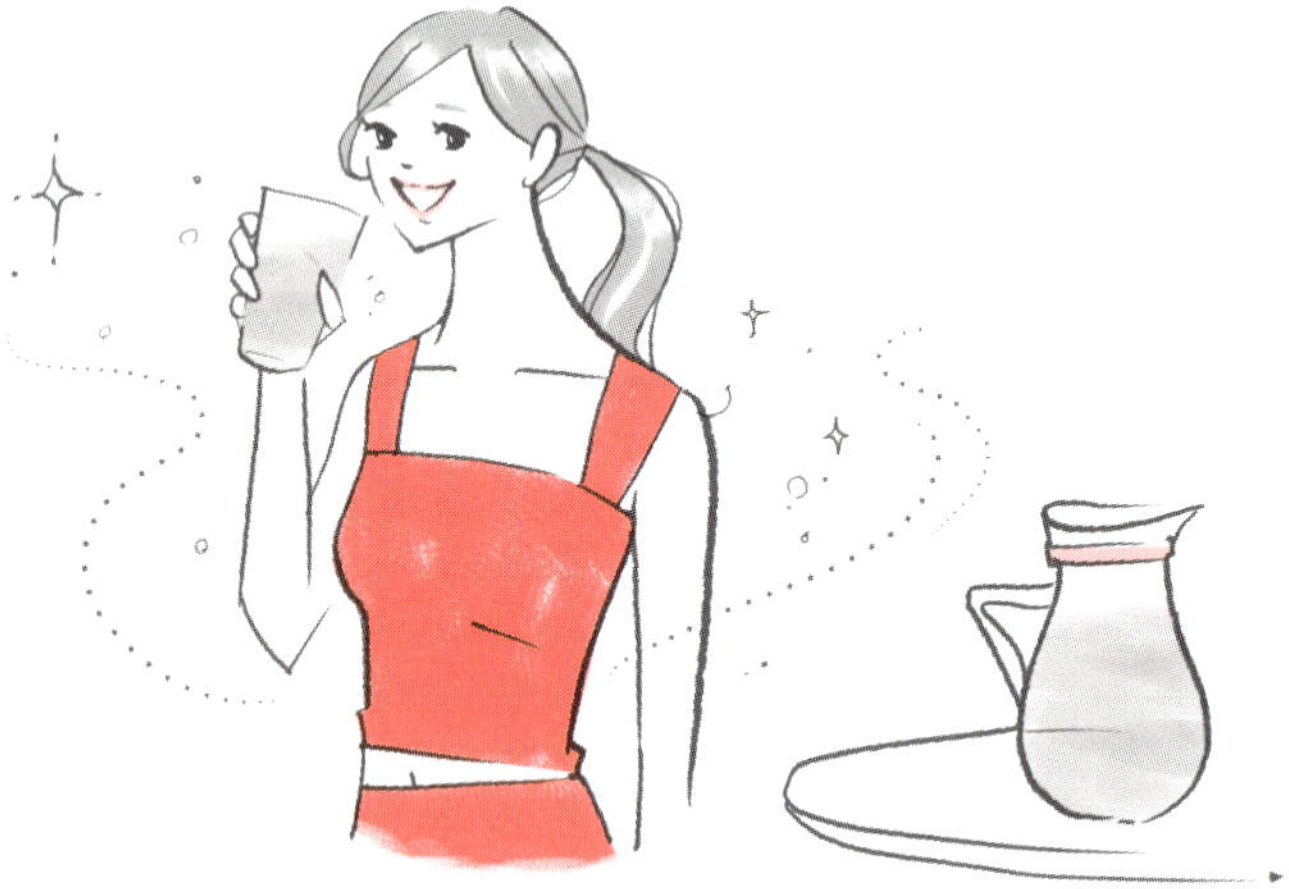

電解質入りの水分を積極的に飲んで体調が上向いた！

また、水の飲み方について、駒形先生から詳しくアドバイスをされました。

生理で大量に出血するたびに、知らないうちに水分も不足していることが、体調不良の隠れた原因になっているのだそうです。そこで先生から、電解質（イオン）を含む水分をこまめに飲むよう、指導されました。

私は、積極的にミネラルウォーターや経口補水液を飲むように心がけました。

すると、数カ月後には、ずいぶんとだるさが軽減しました。それに、顔のニキビについても、少しずつ消えて、デコボコしていた肌が、すっかりキレイになったのです。

また、手術を受けたことも関係していると思うのですが、あれほど悩んでいただるさもすっかり消えて、みるみる元気になりました。

その後、約1年後には妊娠。偶然にも、産院の当直が駒形先生だったので、出産にも駒形先生に立ち合ってもらいました。現在、子育て真っ最中で、こまがた医院には通ってはいません。

これからは、子育てしながら仕事も両立していくためにも、先生が考案されたセルフケアも試してみようと思っています。

駒形先生からのコメント

「子宮筋腫は良性の腫瘍」という考えがあるため、わざわざ時間を使ってMRI検査を行う気持ちには、医師も患者さんも、なりにくいものです。その結果、粘膜下筋腫が放置されてしまい、過多月経が引き起こされて貧血に陥り、さまざまな症状が悪化していくケースが、多々あります。

エコー検査だけでは、粘膜下筋腫なのか、子宮の内側に向かってできた筋層内筋腫なのかが、はっきりと判断できないことがあります。私は、曖昧なままの放置は危険だと考えているので、戸村さんには、すぐにMRI検査をお勧めした次第です。

戸村さんは、典型的な粘膜下筋腫の症状である、「過多月経↓貧血↓胃弱、脱水、肌荒れ」が認められました。私は、「このまま、経過観察という名の〝放置〟をすることは、妊娠を希望する彼女にとって、何もいいことがない」と判断しました。

戸村さんは、若いころから過多月経だった可能性が高いと考えられます。過去に数回、健康診断で貧血を指摘されていたことからも、そう推測できます。毎月の生理で大量の血液が失われ、貧血と同時に脱水状態になっていたことが積み重なり、体調不良を招いていたのでしょう。

戸村さんに処方したのは、胃腸の調子をよくする四君子湯《しくんしとう》と、当帰芍薬散《とうきしゃくやくさん》という駆《く》瘀血剤《おけつざい》（39ページ参照）です。ニキビが消えていったのは、胃の状態がよくなってきたからでしょう。

ご本人は元気なつもりでも、過多月経やニキビが続くということは、体に負担がかかっていることの現れです。その背景に粘膜下筋腫があるのなら、すぐに手術を検討する必要があることを、この体験談を通じて、多くのかたに知ってほしいと思います。

おわりに

地元の山形県でこまがた医院を開業してから、生理痛や過多月経《かたげっけい》、PMS、生理前後のニキビや頭痛、アトピーなどに悩む10～20代の女の子を診察する機会が増えました。そして、当院は土日も診療をしているからか、若い女の子のほかにも、看護師さんや学校の先生なども多く受診されています。

いつも診察していて実感するのは、**生理について、ちゃんとした知識や情報を持っているかたが少ない**ことです。

生理についてお母さんも知らない、医療従事者も知らない、学校の先生も知らない。こんな現状で生理や避妊、妊娠についての知識を、どこで学べばいいのかなと、常々感じています。

初潮の年齢は人それぞれです。小学生で始まる子もいれば、高校生で始まる子もいます。それを学校教育だけで補うには、限界があるのではないでしょうか。

また、女性がまともに知らないことを、現段階で男性に知ってもらうにも、限界があると思います。生理や性のタブーを言い訳に、知る環境を奪うことが、不妊や婦人科疾患を増やす原因なのではないでしょうか。

男性に生理を知ってもらうには、まずは生理や性の話を〝恥ずかしいこと〟とすることからやめていく必要があると思います。

昔はお母さんだけではなく、おばあさんやおばさんなど、周りにいる年長の女性たちが、思春期の女の子に、生理を含めた性の知識を教えていました。

しかし、女性の社会進出や核家族化によってその機会が失われていきました。その結果がこの現状なのではないかと、私は考えています。

核家族化が進んでいて、お母さんの役割が重要なのにも関わらず、そもそも、お母さんに生理に対する知識がありません。そして、娘に性の知識を教えることをためらって、学校の先生任せになっているように感じます。

生理は紙ナプキンを渡して終わり、避妊はコンドームを渡して終わり。性の知識については、なんとなくでも、通り一遍のことを教えてもらえていれば、まだいいほうではないでしょうか。

きちんとした知識がないのに、自分の昔と娘の今との変化を比べて、違いがあると、簡単に「おかしいんじゃないか」と決めつけて、娘が傷つく——そもそも、お母さんが異常で娘が正常、というケースだって大いにあり得ます。

こうして、思春期の女の子は、**「今、自分の体はどのように変化しているのか」**がわからないまま、異常なのか正常なのかがわからないまま、鎮痛剤などで生理痛をごまかして生活しているのです。

私は、こんな現状を変えたい。

思春期の女の子たちに、排卵や避妊なども含めた性の知識を、きちんと教えたい。

私は、そう強く思ってきました。

大人の階段を上る大事な時期に、不用意に傷ついてほしくはないのです。こうした些細《ささい》な傷の積み重ねが、自分責め、頑張りすぎの土壌をつくってしまいます。

だからこそ、彼女たちに不調があるのなら、自分の体と向き合う大事なその機会を、奪わないでほしいのです。

生理痛や過多月経など、生理に伴うさまざまな不調を、薬や気合いでごまかし続けると、せっかくの体を立て直す機会を失ってしまいます。こうして、不調を積み重ねてきたために、大人になってから、子宮筋腫などの病気となって現れているのです。

今からでも遅くありません。大人の女性たちが生理についてよく学んで、性の知識を若い世代にきちんと教えてあげてください。

この本で私の著書は3冊目になりますが、いずれも、東洋医学と西洋医学の両方の観点で、女性の性について解説してきました。特に、子宮内膜症《しきゅうないまくしょう》と子宮筋腫《しきゅうきんしゅ》は、一見違いがわかりづらい病気かもしれませんが、3冊を読み比べれば、それぞれ原因が異なることがわかるはずです。

子宮筋腫が発見されれば、誰もが不安になります。それは仕方のないことです。

しかし、**自分で不安を増幅させていると、子宮筋腫は悪化します。**ストレスで体が緊張して血流が悪くなるだけでなく、睡眠が浅くなって心身が休まらず、臓器の修復が進まなくなるからです。

不安を抱くと、ネットで子宮筋腫について検索することでしょう。しかし、そこで得られる情報は、不安をあおるものだったり、あやふやな内容だったりするものです。

結果として、さらに不安が強くなり、さらに情報を求めて……という具合に、悪循環に陥ってしまいます。

誰もが、病院になんて行きたくないものです。私がいうのもなんですが、特に婦人科なんて、行かなくていいのであれば、誰も行きたくないはずです（笑）。

基本的に、婦人科疾患においては、ネット上ではっきりと「大丈夫です」という言葉が記載されていることはありません。ですので、その言葉を求めてひたすら検索しても、ヒットする可能性は低いといえます。
医療側がネット上で軽々しく「大丈夫」と書くことは、危険でしかありません。
だからこそ、**自分のために、未来のために、婦人科を受診してほしい**のです。

自分が病気の何に対して不安を抱えているのか、それを見極めることが大切です。
たとえば、子宮筋腫の場合は、次の項目が考えられます。

- **子宮筋腫の存在そのものが不安**
- **子宮筋腫の手術が不安**
- **手術後に子宮筋腫が再発することが不安**

などなど、何に対して不安なのかは、人によってさまざまです。何に対して不安なのか、患者さんの不安が漠然としたものだと、私はどんな検査や治療を行ったらよいのか、判断できません。
だからといって、片っ端から検査をしていたら、患者さんは時間とお金を浪費します。それがもったいないと、私は思うのです。

西洋医学による保険診療では、今起こっている症状を解決するために検査や治療を行います。しかし、それだけでは心の部分も含めた、根本的な原因が解決されるわけではありません。

そこで、患者さんご自身が、生活や思考の癖を直さないと不安は消えず、体を立て直すこともできないのです。

逆をいえば、**これまで当たり前だった生活や考え方、感じ方を変えていくことで、子宮筋腫は自分で治すことができます。**

そのための意識改革とセルフケアを、この本では紹介しました。

全力で呼吸し、全力でセルフケアに取り組めば、頭の中が無の状態をつくり出せます。こうして、心身のバランスを整えていくのです。

これは、子宮筋腫に限らず、すべての病気にいえるのですが、**病気は、周囲の人や物がつくり出しているのではなく、無意識に自分でつくっているもの**です。

そこに早く気づいて、**意識的にその〝当たり前〟を変えていってほしい**と思います。

今、この瞬間、「自分を大切にしよう」と思った気持ちを大切にしてください。

そして、それを自分のために忘れないであげてください。

自分が自分のために何を思ったのか、何をしたのかは、自分にしかわかりません。

何をされたら大切にされていると感じるかも、自分にしかわかりません。

まずは自分を知って、自分を大切にしてください。

最後までお読みいただき、ありがとうございました。

２０２０年12月

こまがた医院院長　駒形依子

駒形依子（こまがた　よりこ）
東京女子医科大学医学部卒業。2018年、山形県米沢市に婦人科・漢方内科のこまがた医院を開業。高校生のころから生理痛や過多月経に悩まされる。婦人科での研修医時代、患者よりも自分の生理のほうがひどい状態という矛盾を痛感し、生理痛や過多月経をなくす方法を追求し始める。その後、東洋医学を基礎から学び、自分の体を使って実験をくり返し、最小限の努力で最大限の効果を発揮するセルフケアを考案。自称「子宮が大好きすぎる産婦人科医」。ブログや講演活動を通じて、患者が自分で自身を治すための「グレない子宮の作り方」を提案している。著書に『子宮内膜症は自分で治せる』（マキノ出版）、『膣の女子力』（KADOKAWA）がある。

こまがた医院　https://www.komagatacl.com/
ブログ「気まぐれ産婦人科医のひとりごと」　https://ameblo.jp/zzz859225/
Twitter　@yoriko859225xxx
Instagram　yori859225

■ビタミン文庫
子宮筋腫は自分で治せる

2021年1月8日　第1刷発行

著　者　　駒形依子
発行者　　室橋一彦
発行所　　株式会社マキノ出版
〒101-0062
東京都千代田区神田駿河台2-9
KDX御茶ノ水ビル3階
電話 03-3233-7816
ホームページ https://www.makino-g.jp/
印刷・製本　　恵友印刷株式会社

お問い合わせ先は、編集関係は書籍編集部（電話 03-3233-7822）、
販売関係は販売部（電話 03-3233-7816）へお願いいたします。
定価はカバーに明示してあります。
ISBN978-4-8376-1377-0